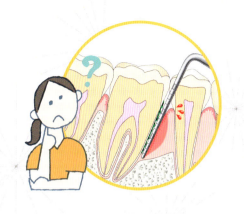
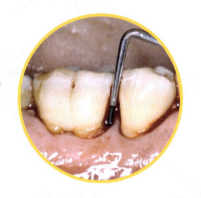

スウェーデンの歯科衛生士から学ぶ！
歯科衛生士のための
ベーシックペリオ講座

＋インプラント

スウェーデンデンタルセンター
加藤 典 著　弘岡秀明 監修

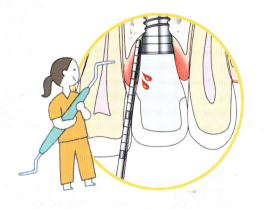
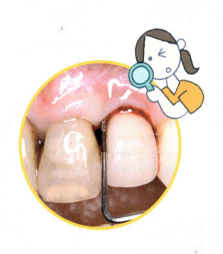

医歯薬出版株式会社

This book was originally published in Japanese
under the title of :

SUWEDEN NO SHIKAEISEISHI KARA MANABU !
SHIKAEISEISHINOTAME NO BESHIKKU PERIO KOUZA ＋ INPURANTO
(Clinical Periodontal & Implant Therapy Guide for Dental Hygienist
—What I learned from specialists in Sweden)

KATŌ, Nori, RDH
Sweden Dental Center

HIROOKA, Hideaki, LDS, Odont. Lic.
Sweden Dental Center

© 2019   1st ed.

ISHIYAKU PUBLISHERS, INC.
  7-10, Honkomagome 1 chome, Bunkyo-ku,
  Tokyo 113-8612, Japan

本書の発刊に寄せて

"歯科衛生士" としてスタートした僕のキャリア

　1988 年，イエテボリ大学歯学部の学部長だった Jan Lindhe 教授の取り計らいで科学に基づいた歯周治療・インプラント治療を学ぶために同大学歯周病科の大学院に留学することになった．当時，大学院に国際プログラムが存在せず，たった 1 人の大学院生活が始まった．授業はすべてスウェーデン語．研究室では Panos Papapanou 先生（現：コロンビア大学歯学部主任教授）の手伝い，クリニックでは臨床見学が始まった．

　当時，スウェーデンでは歯科衛生士が局所麻酔をすることは許可されていたが，伝達麻酔はできなかった．しかし，SRP を行う症例の多くで伝達麻酔は必須だったので，歯科医師が呼ばれて施術していた．暇をもてあましていたある日，とうとう僕にも「ヒデ，伝達麻酔をして！」と声がかかった．教室の多くの歯科医師は 1 回に 4 筒ほどのアンプルを使っていたが，僕が 1 アンプルで済ませると，歯科衛生士の間で「ヒデは伝麻が上手い」と噂が広がり，これがきっかけとなり「ヒデも SRP をしてみない？」と，はじめて患者さんの治療に参加することになった．僕はその歯科衛生士から SRP を習い，イエテボリ大学歯学部歯周病科の専門医教育を "歯科衛生士" としてスタートすることになった．この歯科衛生士が本著でたびたび紹介されている Maria Johansson Paquiet さん（p.18 参照）だ．

エビデンスに基づいた歯周治療の実践

　大学院修了後，6 年にわたる留学が終了し，学位論文の審査式を待った．学位論文のテーマは「SRP 時の局所抗菌薬の付加的効果」．審査会のおわりに，後に歯周病科大学院の主任教授となる Lars Heijl 先生から，「この抗菌薬と SRP を行った歯科衛生士のどちらを日本に持ち帰りたいか？」と質問があり，「もちろんスウェーデンで教育を受けた歯科衛生士！！」と答えて審査会は無事終了した．

　帰国後はスウェーデンで学んだ「エビデンスに基づいた歯周治療」を日本でも実践しようと，東京・日比谷にスウェーデンデンタルセンター（SDC，医療法人社団北欧会　弘岡歯科医院）を開設した．開設にあたって 25 名ほどの応募者のなかから本著の著者・加藤　典さんを診療のパートナーとして選んだのは僕にとっては幸運であった．

　1996 年からは科学に基づいたスカンジナビアの歯周治療学を広めることを目的に「ペリオコース」を開始．歯科医師向けのコースにもかかわらず歯科衛生士の参加がみられたことから，歯周治療・インプラント治療における歯科医師と歯科衛生士の協力の必要性を再認識した．そこで，加藤さんとともに「デンタルハイジーン」誌上で「Dr. 弘岡に訊く　歯科衛生士のための臨床的ペリオ講座」「Dr. 弘岡に訊く　歯科衛生士のためのインプラントロジー」を連載，その内容を医歯薬出版より『Dr. 弘岡に訊く　臨床的ペリオ講座 1』『Dr. 弘岡に訊く　臨床的

ペリオ講座2』の2冊にまとめ上梓した．これらの著書では，臨床例を示しながら，関連するエビデンスとその解釈，患者さんへの対応ヒントを詳細に提示したが，読者諸氏からは「実際にエビデンスに基づいた診療を診療室でどのように行うのか」という疑問の声が尽きなかった．

そこで，加藤さんがSDCで歯科衛生士が行っている日常臨床をまとめたのが，本書の元になった連載「DHノリのクリニカルクエスチョンから学ぶシンプル・ペリオ」（デンタルハイジーン，2016年1〜6月号）である．

本書の執筆は，これまでの著書，そしてSDCでの臨床を見直す好機にもなった．本書ではSDC，そしてスウェーデンの歯周病専門医院で行われている歯科衛生士臨床を，初診からSPTに至るまで豊富な臨床写真を提示しながら解説した．また，インプラントのメインテナンスについても，最新のエビデンスに基づいた対応法を紹介した．各章ともQ&A形式でまとめているので，臨床で疑問があったときのヒントを調べるのにもよいだろうし，通読してスウェーデンの歯周病専門医院での歯科衛生士業務を把握するのも楽しいだろう．なお，関連するエビデンスについて詳しく知りたい場合は『臨床的ペリオ講座1，2』を最新文献を加えてリニューアルした『Dr. 弘岡に訊く臨床的ペリオ講座　スカンジナビアンアプローチの実践』の参照ページを記載しているのでこちらを辞書代わりに使ってもらいたい．

SDCではスウェーデンで証明されたエビデンスに基づいた歯周治療・インプラント治療を20年以上にわたり実践して成果をあげている．ぜひ，読者の皆さんにも本書を参考に患者さんの立場に立った歯科医療を行ってほしい．

2019年春

EFP Perio Master Clinic, Hong Kong
Harbour Grand Kowloon にて
弘岡　秀明

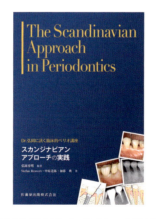

『Dr. 弘岡に訊く臨床的ペリオ講座　スカンジナビアンアプローチの実践』（2021年12月刊，医歯薬出版）

推薦の言葉

　加藤　典さんは，日本とスウェーデンの両国で学んだ経験豊富な歯科衛生士です．私が彼女と知り合い，スウェーデン・イエテボリ大学歯学部歯周病科においてともに勉強するようになってから 20 年以上が経ちました．

　彼女は，同大学の大学病院の診療室，および Mölndal Hospital の歯周病専門医院等において，長年にわたり歯周病専門医のもとで研鑽を積んできました．密に交流をはかるなかで，私は彼女の豊富な臨床経験と非常に深い専門知識に感銘を受けつづけています．

　本書の出版にあたり，読者の歯科医師・歯科衛生士の皆さんが彼女の知識と臨床経験を本書から学び，追体験できることを心から喜びたいと思います．本書の成功を心からお祈りいたします．

Maria Johansson Paquiet
Folktandvården Västra Götaland
歯科衛生士

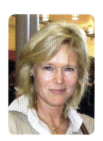

はじめに

"このままでいいのだろうか"と悩んだ日々

　私は，歯科衛生士学校卒業後，一般の開業医に勤務していました．しかし，歯科衛生士として仕事を続けるなかで，"これでいいのだろうか"と立ち止まる日々．臨床での悩みや疑問を解決する術もなく，仕事に対する自信を失い，途方に暮れかけていました．そんなとき，スウェーデンの歯周治療専門クリニックと同レベルの治療を行っている，スウェーデンデンタルセンター（SDC）の存在を知りました．

　やっとの思いでSDCのスタッフになったものの，当時の私の知識や技術は院長である弘岡秀明先生が求めているレベルとはほど遠いものでした．そこで，弘岡先生が講師を務める「ペリオコース」をスタッフとして受講しながら，必死に臨床に取り組むことになりました．自分が学んできたものをいったん捨て，一から勉強しなおす毎日が続いたのです．

スウェーデンの歯科衛生士から学んだこと

　当時，弘岡先生はスウェーデン・イエテボリ大学での留学を終えて帰ってきたばかり．スウェーデンで学んだ歯周治療を日本でも実践しようと取り組まれているころでした．先生からスウェーデンの歯科医療の話を繰り返し聞き，また，スウェーデンの歯科医師の先生方がSDCを訪問されるたびに，"現地に行って自分の目で確かめたい"という思いが高まりました．先生からは「英語力や歯科の知識が十分でない君が行っても，先方の先生方に迷惑がかかるだけだ」と言われましたが，1年後，やっと許可を得てスウェーデンへ．以来，約20年，毎年イエテボリ大学などの歯周病専門医のもとに足を運び，スキルアップをはかっています．

　スウェーデンの歯科医療は，「専門家の判断のもと，エビデンスに基づいた患者さん主体の治療を行うこと」が前提となっており，国民が生涯にわたって健康を維持し，人生を楽しんでもらうことを目標としています．

　スウェーデンの歯科衛生士たちと交流を重ねるなかで，彼女たちの知識や技術はもちろん，プロ意識の高さ，仕事に対するひたむきさ，オンとオフの切り替えの上手さに非常に感銘を受けました．そんな彼女たちと会うたびに，自分の甘さを認識し，気を引き締めようと強く思います．

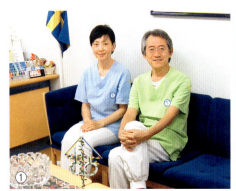 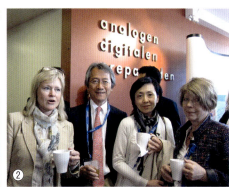

①弘岡先生と．「デンタルハイジーン」の対談にて
②第3回ヤン・リンデシンポジウムにて（2011年）．左から，歯科衛生士のMariaさん，弘岡先生，筆者，弘岡先生の同級生のMaj-karin Hellström先生

エビデンスに基づいた歯科医療を実践するために

科学的な研究をもとにしたデータは，患者さんを治療していくうえで非常に役立ちます．スウェーデンでは，保険福祉庁が「成人歯科医療ナショナルガイドライン」という歯科医療のガイドラインを発表しており，患者さん自身がいつでも，科学的な根拠に基づいて評価された治療の優先順位を閲覧できます．この制度により，エビデンスに基づく歯科医療についての情報が国民にわかりやすく提供されています．

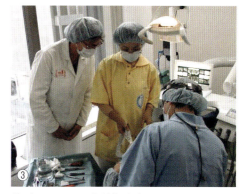

③デンマークの歯科衛生士・Kate Bülow さんが SDC の見学のために来日

しかし，忘れてはいけないのは，エビデンスは治療を行ううえで参考になりますが，実際の臨床では患者さんの気持ちや考え方への配慮が必要とされるということです．本書では，歯周治療に必要なベーシックな知識・技術を伝えるだけではなく，患者さんの背景に応じた対応やちょっとした気遣いなど，患者さんとの信頼関係を高めることに役立つ臨床ヒントをたくさん盛り込んでいます．いうまでもなく患者さんは，生身の人間です．誠意をもって日々患者さんと向き合い，反省し，学び，経験を積み重ねることではじめて見えてくることもあります．特に歯周治療では，どんなに優れた治療法を用いても，患者さん自身が生活習慣や意識を変えなければ十分な治療効果は得られません．

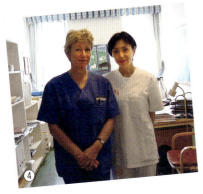

④Elisabeth Westfelt 先生と筆者

また，私自身がエビデンスの内容を患者さんをとおして確認できたことで，「患者さん主体の歯科医療」の大切さがわかってきました．特に歯科医師と患者さんの間に入りながら，患者さんのために最終的にはどのような治療方法がよいのかをいっしょに考える，チームの一員としての歯科衛生士の役割が重要だと感じています．

歯周治療には，患者さんの協力が不可欠であり，患者さんと歯科医師・歯科衛生士の良好な関係性が大切なことは言うまでもありません．さらには歯科医師と歯科衛生士が信頼関係を築き，考え方や方向性を一致させる努力も必要ではないでしょうか．

⑤左から Åsa Leonhardt 先生，筆者，Maria さん，Crister 先生
⑥Leonhardt 先生のオペのアシスタントをする筆者

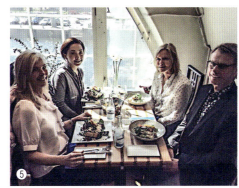
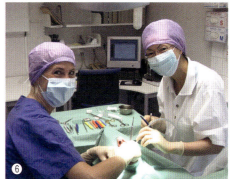

歯科衛生士は素敵なお仕事！

　歯科衛生士としてある程度の基本が習得できているならば，歯周治療の技術の上達のためには，上手な人をよく観察し，練習することしかありません．そして，歯科に関する知識が増えれば増えるほど，高度な技術も身につきやすくなります．私たち歯科衛生士がより高いレベルを目指して知識や技術を向上させることは，結果として患者さんに最適・最良の歯科医療を提供することにつながります．つまり，歯科衛生士の仕事は，学べば学ぶほどその成果を患者さんに還元することができる，やりがいのある仕事だということです．

　口は，「食べる」「話す」「表情をつくる」など重要な役割を担う器官です．患者さんが，治療を受けてよくなったとき，笑顔で「ありがとう！」と言われたとき，この職業を続けていてよかったと心から思います．

　本書が，一人でも多くの歯科衛生士の皆さんが仕事を楽しみ，モチベーションを向上させる一助となれば幸いです．

2019 年春　加藤　典

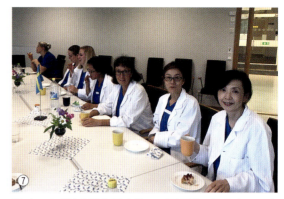

⑦イエテボリ大学歯周病科での夏至祭の昼食会．日本とスウェーデン両国の歯科衛生士免許をもつ星野由香里先生と（右から 2 番目）

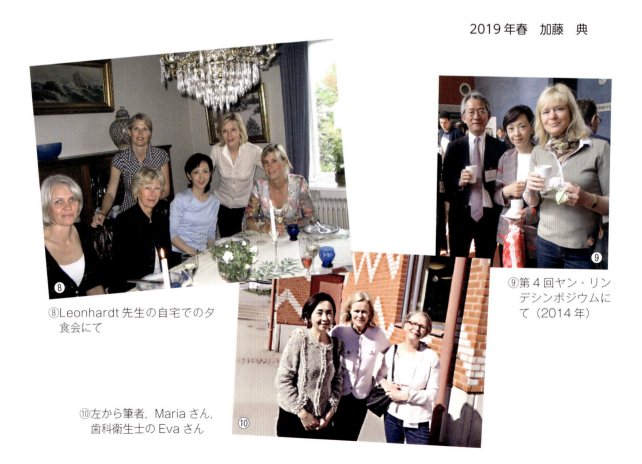

⑧Leonhardt 先生の自宅での夕食会にて

⑨第 4 回ヤン・リンデシンポジウムにて（2014 年）

⑩左から筆者，Maria さん，歯科衛生士の Eva さん

スウェーデンの歯科衛生士から学ぶ！
歯科衛生士のためのベーシックペリオ講座 +インプラント
もくじ

本書の発刊に寄せて ……………………………………………………………… 3
推薦の言葉 ………………………………………………………………………… 5
はじめに …………………………………………………………………………… 6

Chapter 1　歯周病ってどんな病気ですか？ …………………………………… 13
歯周病ってどんな病気ですか？ ………………………………………………… 14

Chapter 2　患者さんからの情報収集のポイントは？ ………………………… 19
歯周病の患者さんから，まず集めなければならない情報は？ ……………… 20
患者さんとの会話から情報を収集するためのポイントは？ ………………… 23

Chapter 3　歯周病検査では何を調べているの？ ……………………………… 27
なぜ歯周病検査が必要なのですか？ …………………………………………… 28
規格性のある資料をとるためのポイントを教えてください ………………… 32
プロービングの目的は何ですか？ ……………………………………………… 34
プロービングのコツを教えてください！ ……………………………………… 37
プロービング時の出血からは何がわかりますか？ …………………………… 40
根分岐部の検査はどのように行いますか？ …………………………………… 42
そのほかの検査での注意点を教えてください！ ……………………………… 43

Chapter 4　患者さんへのモチベーションを成功させるためには …………… 47
「モチベーション」とはどのようなものですか？ …………………………… 48
患者さんへのモチベーションを成功させるために重要なこととは？ ……… 49
患者さんの性格やバックグラウンドに合わせた対応のポイントは？ ……… 51

Chapter 5 ブラッシング指導のポイントを教えてください！ ……… 53

ブラッシング指導のポイントは？ ……… 54
歯磨き圧が強い患者さんにはどのようにブラッシング指導を行いますか？ ……… 56
清掃用具は何を選びますか？ ……… 58
どのようなブラッシング方法を勧めていますか？ ……… 61
なかなかブラッシングが上達しない患者さんへの対応は？ ……… 62
患者さんの口腔内のリスクごとのブラッシング指導のポイントを教えてください… 66

Chapter 6 SRPを効果的に行うためには？ ……… 75

SRPを行う前にどのようなことが必要ですか？ ……… 76
SRPではどこまでアプローチをしますか？ ……… 77
SRPで使用する器具は何を選択しますか？ ……… 78
器具はどのように持って動かしたらよいですか？ ……… 80
シャープニングはどのように行いますか？ ……… 84
SRPの基本的なポジショニングを教えてください！ ……… 86
SRPの手順を教えてください！ ……… 87
SRPでの注意点にはどのようなことがありますか？ ……… 89
それぞれの部位へのアプローチのポイントを教えてください！ ……… 93
再評価の時期はどのように決めていますか？ ……… 94

Chapter 7 根分岐部のSRPはどのように行いますか？ ……… 97

根分岐部の術前の検査はどのように行いますか？ ……… 98
根分岐部へのアプローチの実際について教えてください ……… 98

Chapter 8 歯周外科治療は何のために行いますか？ ……… 101

歯周外科治療の目的は何ですか？ ……… 102
歯周外科治療はどのような場合に行われるのですか？ ……… 102
歯周外科治療を行うためのプラークコントロールの基準を教えてください ……… 106
おもな歯周外科治療の術式にはどのようなものがありますか？ ……… 107
歯周外科治療の術前・術後には患者さんにどのようなことを説明しますか？ ……… 109
術後管理ではどのようなことに気をつければよいですか？ ……… 110
歯周外科治療の禁忌にはどのようなものがありますか？ ……… 112

Chapter 9 SPTはなぜ必要なのですか？ ……… 113

- SPTって何ですか？ ……… 114
- SPTを行わないとどうなりますか？ ……… 116
- SPTに移行する条件は？ ……… 117
- SPTでは何を行いますか？ ……… 118
- SPTで注意するポイントは？ ……… 120

Chapter 10 インプラント周囲病変とはどのようなものですか？ ……… 125

- インプラント周囲組織と天然歯の歯周組織との違いは？ ……… 126
- インプラント周囲組織に炎症が起こるとどうなりますか？ ……… 127
- インプラント周囲組織の検査はどのように行うのですか？ ……… 131
- インプラント周囲病変のリスクファクターには何がありますか？ ……… 134
- インプラント周囲病変の治療はどのように行われますか？ ……… 135

Chapter 11 インプラントのSPTはどのように行いますか？ ……… 143

- インプラントのSPTの目標はなんですか？ ……… 144
- インプラントのSPTでチェックすべきなのはどこですか？ ……… 146
- インプラントのSPTの流れを教えてください ……… 147
- 患者さんへの情報提供はどのように行っていますか？ ……… 149

Chapter 12 歯周病のリスクファクター ……… 151

- 歯周病のリスクファクターにはどのようなものがありますか？ ……… 152
- 喫煙者の患者さんにどのように禁煙支援を行いますか？ ……… 153
- 糖尿病の患者さんに対する歯周治療はどのように行いますか？ ……… 159
- 歯周病の患者さんでは妊娠・出産にリスクがあるというのは本当ですか？ ……… 160

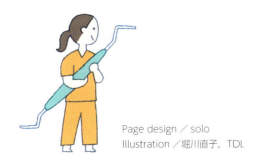

Page design ／ solo
Illustration ／堀川直子，TDL

Chapter 1

歯周病ってどんな病気ですか？

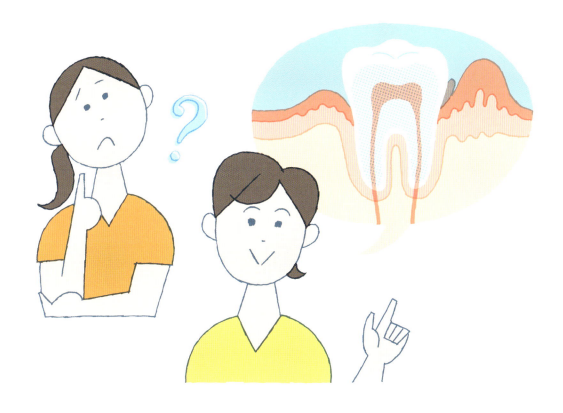

歯周病ってどんな病気ですか？

A 歯周病とは歯に付着した細菌性プラーク（デンタルバイオフィルム）によって引き起こされる歯周組織の炎症性疾患です．

歯周治療について知るために，まず歯周病がどんな病気かをおさらいしましょう．**歯周病とは歯に付着した細菌性プラーク（デンタルバイオフィルム）によって引き起こされる歯周組織の炎症性疾患**です．細菌がきっかけとなりますが，喫煙や遺伝，全身疾患などの多くの因子が関係しているといわれ，宿主（患者さん側）の反応によって進行の仕方や重症度が異なります．そのため，患者さんの個別の状態を把握したうえで，徹底した炎症のコントロールを行うことが必要です．

炎症が歯肉に限局している**「歯肉炎」**では，歯周治療によって元どおりの健康な状態に戻すことができます（図1-②，図3）．しかし，歯槽骨を含む歯周組織の破壊を伴う**「歯周炎」**になってしまうと，治療を行っても一度失った歯周組織を元に戻すことが難しくなります（図1-③，④）．

歯周炎は，歯肉炎から始まりますが，すべての歯肉炎が歯周炎に移行するわけではありません．そのため，歯肉炎の段階での予防や早期に治療を行うことが大切です（図1〜3）．また，治療が成功しても，深い歯周ポケットが存在した部位ではその後の継続した歯肉縁上のプラークコントロールがなければ，約4〜8週間で歯肉縁下の細菌叢がポケット内に再構築されるといわれています[1]（図4）．治療中のみならず治療後もSPT（Supportive Periodontal Therapy）による継続した炎症のコントロールが必須なのです（SPTについては，p.114〜Chapter 9参照）．

■ 健康な歯周組織・歯肉炎・歯周炎の違い ■

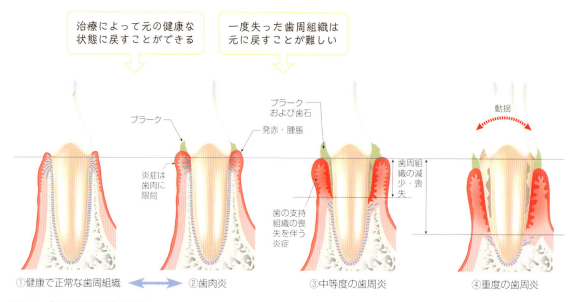

図1　歯周病の進行と治癒

歯周病ってどんな病気ですか？ 1

①45歳，男性．健康な歯周組織

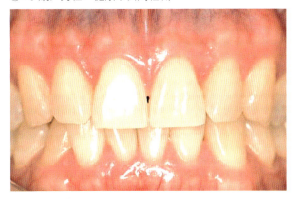

・歯肉が薄いピンク色で，よく引き締まり，その辺縁はきれいなスキャロップ状のラインを呈している
・歯肉の発赤・腫脹が認められない

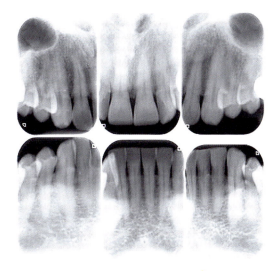

隣接面の骨頂がCEJから1〜2mm程度で，骨欠損は認められない

②50歳，男性．中等度歯周炎

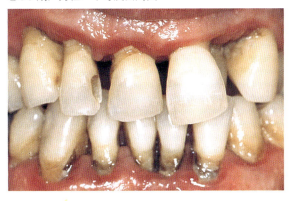

歯肉の発赤，腫脹が認められる．歯肉は退縮し，歯肉縁下歯石が縁上に現れ，歯列不正がみられる

図2 健康な口腔内と歯周病が進行した口腔内の比較

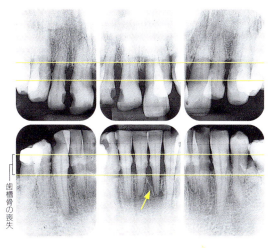

歯槽骨の喪失

X線像からも歯石が確認でき，全顎的に水平性の骨吸収が認められる（矢印：垂直性骨欠損）

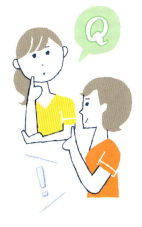

歯周病が進行すると失った組織の回復は難しいので，歯周病の予防と早期の治療が肝心です！

15

歯肉炎は歯周治療により健康な状態に戻る

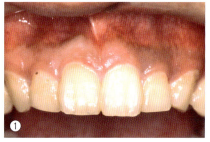
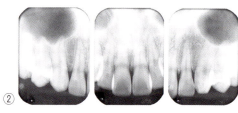

①歯肉炎の患者さん．歯肉辺縁は引き締まっておらず，歯間乳頭部に腫脹がみられる．隣接部に歯石も認められた
②X線写真では歯槽骨の喪失はほとんど認められない

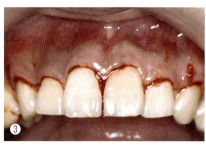
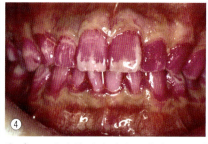
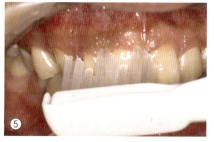

③プロービングを行うと全歯列から出血が認められる
④プラークを染め出すと，全歯面にプラークの付着がみられた
⑤電動歯ブラシを用いた口腔衛生指導を行う

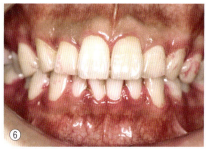
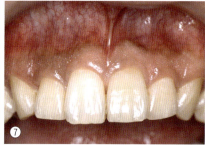

⑥口腔衛生指導後のプラークの染め出しの様子．プラークが除去された状態が維持できるようになった
⑦2週間後．BOPは認められない．患者さんによるプラークコントロールによって歯周組織の健康を回復できた

図3　28歳，男性．歯肉炎の症例
炎症が歯肉に限局し，歯周組織の破壊がみられない歯肉炎では，患者さん自身のブラッシングや術者による歯面清掃でバイオフィルムを除去することで，健康な状態に戻すことができる

Dr.Hirookaのアドバイス

歯周病の原因について正しく理解しよう

　歯周治療の成功の鍵は，まずは歯科衛生士自身が歯周病の原因である細菌性プラークについての理解を深めることです．歯周病の原因についての知識を深め，患者さんにも正しい知識を伝えることができてはじめて，患者さんと協力して治療にあたることが可能になります．

■ 歯周治療後のSPTの必要性 ■

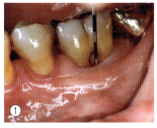 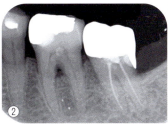 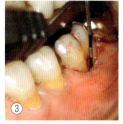 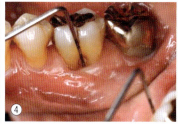

50歳，女性．初診時に￣6にⅢ度の根分岐部病変，頬側にPPDが8mmあったため歯周外科治療を行った．
①SPT移行後7年．歯周外科治療により根分岐部はほぼ閉鎖，BOP（−）となり，健康が維持されている
②同部位のX線写真
③SPT移行後8年．来院が一時中断されていたため，歯肉縁上のプラークコントロールが十分になされず再発した．PPD 4 mm，BOP（＋）
④再SRP後，良好な歯肉縁上のプラークコントロールが継続され，PPD 3 mm以下，BOP（−）となった．歯周治療を行った後のSPTは必須となる

図4 歯周治療後の再感染

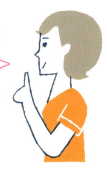

一度健康を取り戻しても，SPTを行わないと再発してしまいます．

Mail from Sweden 「初診で来院した歯周病の患者さんに伝えるべきことは？」

　もっとも重要なのは患者さんに自分が歯周病であるという自覚をもってもらうことです．
　歯周病の患者さんのなかには歯周病の発症に敏感な人もいればそうでない人もいます．歯周病の原因となる細菌性プラークは歯と同じような白い色をしており，細菌そのものも肉眼で見ることができません．ですから，私たち歯科衛生士が細菌性プラークについて説明し，ブラッシングが不十分だと歯と歯の隙間などにプラークが残されて細菌が増殖し，歯のまわりの組織に炎症が起こること，治療せずにいると歯を支えている骨が破壊されて歯を失う結果になりかねないことをきちんと伝える必要があります．
　歯周治療は，患者さん自身の十分なホームケアと術者によるプロフェッショナルケアによって成り立っています．また，歯周治療後もプラークコントロールが十分でないと歯周病が再発してしまいます．歯周治療の成功のためには，患者さんの協力が欠かせないことを理解していただきましょう！

Maria Johansson Paquiet RDH
Utbildningsklinik Vuxen，歯科衛生士・臨床講師

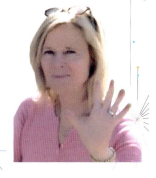

Mariaを紹介します！

Mariaさんは，長年，スウェーデン・イエテボリ大学の歯周病科や歯周病専門医院で経験を積んだベテランの歯科衛生士です．20年以上歯周治療を勉強させてもらっている私の"先生"で，弘岡先生の留学時代のSRPのインストラクターでもあります．彼女は人情味があり，人への思いやりが強く，まさにHumanity（人間らしさ）をもった人．彼女が担当する患者さん，同僚，学生，周囲の人すべてにとってなくてはならない存在です．彼女と知り合い，歯科衛生士として，人としてたくさんのことを教えてもらいました．

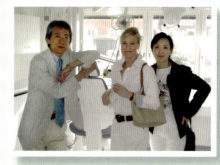

図5 スウェーデンのスペシャリストクリニックを訪れた際のスナップ．左から弘岡，Mariaさん，筆者（2002年）

Clinical Point　歯周治療の流れ

歯周治療に取り組む前に，歯周治療の流れをおさらいしておきましょう．

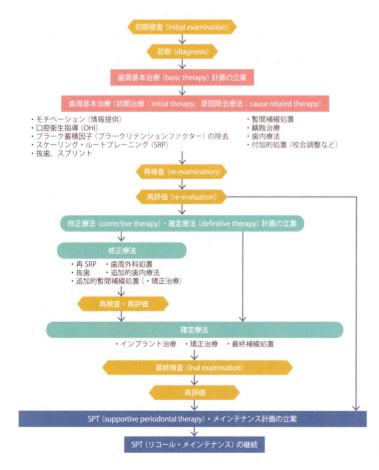

図6　歯周治療の流れ

Chapter 2

患者さんからの情報収集のポイントは？

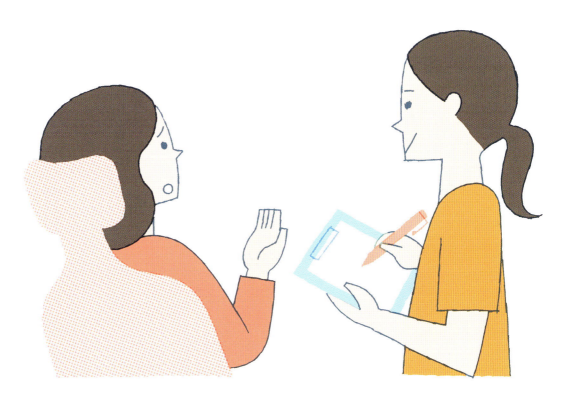

Q 歯周病の患者さんから，まず集めなければならない情報は？

A 歯周病は全身の健康状態とも密接にかかわる疾患であるため，口腔内の既往歴のみならず全身の既往歴に関する情報も集めます．

STEP 1　全身の既往歴

　全身状態や服用している薬などについては問診で確認しますが，患者さんのなかには，病気にかかっていることを問診票に記載しない，あるいは知らない方もいます（図1）．そのため，記載された内容を口頭でもう一度確認し，現症を記載します．また，リコール時には全身状態や服用薬に変化がないか再確認しましょう．喫煙の有無は，治療結果に影響するので，喫煙の既往に加え，喫煙者の場合には1日の喫煙本数や喫煙期間を必ずチェックします（図2）．

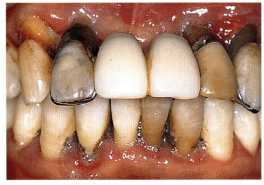
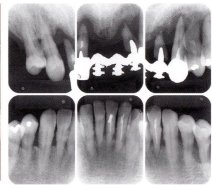

図1　歯科で進行した糖尿病が発覚した患者さん（51歳，男性）
患者さんは，進行した糖尿病にかかっていたが，本人には自覚がなかった．X線写真には重度の骨欠損が認められ，口腔内の発赤・腫脹と歯肉の退縮に伴う歯肉縁下歯石がみられる．長年健康診断を受診しておらず，SRP後の歯周組織の反応が悪かったことから糖尿病を疑った．内科の受診を勧めたところ，糖尿病と診断された

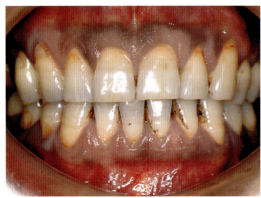
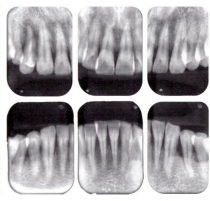

図2　喫煙者の口腔内（1日40本25年以上喫煙，47歳，男性）
歯肉に喫煙によるメラニン色素の沈着が認められる．X線写真からは水平性ならびに垂直性の骨欠損が確認できた

図3 スウェーデンデンタルセンター（SDC）の問診票

問診票

氏名 _____　性別　男・女

生年月日 ____年__月__日（　歳）

住所 _____　職業 _____

紹介者 _____　かかりつけの病院およびその住所 _____

A: 当院に来院された理由
　むし歯治療　義歯治療　歯周病の治療　インプラント治療　矯正治療　予防治療（フッ素, 歯の磨き方　など）
　その他（何かあればご記入ください：　　　　　　　　　　　　　　　　　　　　　　　　）
・患部位（気になる場所を○で囲んでください）
　右上　前上　左上
　右下　前下　左下

B: 当院をどこで知りましたか？
・○をおつけください
　家族, 友人, 知人にきいて　地理的, 時間的に便利だから　広告やインターネットで知って　その他

C: これまでの治療歴について
・これまでにほかの歯科院で治療を受けたことがあれば, ご記入ください．
　治療内容（　　　　　　　　）歯科医院名（可能な範囲で：　　　　　　　）
・これまで歯を抜かれたことがありますか？　　　　　　ある　　ない
・これまでに歯周病の治療を受けたことがありますか？　ある　　ない

D: 健康状態について
・これまでに注射や薬の服用時に異常はありましたか？　　ある　　ない
・現在服用している薬はありますか？　ある　ない　薬の名称（　　　　　　　　　　）
・これまでに副作用があった薬や医師から服用を止められている薬はありますか？
　　　　ある　　ない　　薬の名称（　　　　　　　　　　　　）
・特異体質やアレルギーはありませんか？　　　　　　　　ある　　ない
・内科的な病気はありませんか？（○で囲んでください）
　　肝臓（A型・B型・C型　肝炎／その他の感染症：　　　　　　　）
　　心臓・腎臓・高血圧・低血圧・糖尿病・その他（　　　　　　　　　）
・過去に大きな病気をしたこと, または手術を受けたことはありませんか？
　　　　ある　　ない　　病名（　　　　　　　　）　時期（　　　　　　年ごろ）
・輸血をしたことがありますか？　ある　　ない
・タバコは吸いますか？　1日　　本　　いつから吸っていますか？（　　歳ごろから）
・禁煙したことがありますか？　ある　　ない　　禁煙中
・現在の一般的な健康状態は　　よい　わるい　わからない
・そのほか特別なこと（伝えておくべきこと）はありませんか？　　ある　　ない
　　　妊娠　　カ月　　その他（　　　　　　　　　　　）

E: 治療についての希望
・治療についての希望（保険の範囲内での治療を望む・多少の費用がかかっても歯のためによい治療を望む・
　　　　もっともよい材料と方法での治療を望む）
・治療に際してのご希望　（　　　　　　　　　　　　　　　　　　　　　　　　　　　　　）
・治療時間のご希望　（　　　）曜日　午前・午後　　時頃　特にない

STEP 2　口腔内の既往歴

　患者さんが過去にどのような歯科治療を受けたかを把握することは大切です．そのうえで，患者さん自身の口腔に対する気持ちを聞いていきます．STEP2では，①患者さんが自分の歯についてどう思っているか（**認識**），②どうしたいと思っているのか（**要望**）を確認します．このとき，「いまの自分の歯をどう思いますか」「自分のお口の状態をどうしたいですか」などと質問すると，「自分の歯はとても悪い」などの自己認識や，「どうしても歯を抜かずに残したい」「これ以上歯を失いたくない」などの要望を聞き出すことができます．

　その際は，よく話を聞き，患者さんの話す内容を簡潔に整理してフィードバックすることが大切です．以前の治療に不満がある場合，話をていねいに聞くだけで患者さんの気持ちが落ち着くこともあります．その後，口腔内の検査を行い，現症を把握します．

Clinical Point　治療歴と喫煙歴を確認しよう

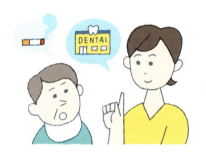

　初診時にはすべての患者さんに自院への来院前に歯周治療を受けた経験があるかどうか，および喫煙歴について確認します．歯周治療を受けたことがある患者さんに対しては，治療内容と治療についてどう感じたかも可能であれば聞いてみましょう．

　歯周治療の既往を確認することは，今後の治療や指導のヒントになります．喫煙者には，治療の予後が悪いことを説明し，禁煙支援を行っていきましょう（禁煙支援の実際は，p.153〜参照）．

Q 患者さんとの会話から情報を収集するためのポイントは？

A 患者さんの話を受け止めて情報を整理しましょう．

　マスクを外し，患者さんと顔の高さが同じになるよう，アイコンタクトをとりながら話をします．はじめて歯科医院に来院される患者さんは，ほとんどの場合は緊張しています．**患者さんがリラックスして話しやすいような対話を心がけ，否定せず，不明な点があれば確認しながら，要点はメモにとります**．歯が痛い，歯肉が腫れるなどの状態であれば，「大変でしたね」，不安そうであれば「大丈夫です」「心配いりません」などと声をかけるなど，患者さんの気持ちを受けとめ，問題がすこしでも解決できるよう努力する姿勢を示します．

　患者さんのなかには話がまとまっていない方もいらっしゃるため，その場合は質問しながら話を整理します．

💬 Conversation
主訴の部位を複数の歯科医院で治療を受け，どのような経過をたどったのかわかりにくい場合

 どうされましたか？

 左の下の歯がずっと痛いんです．

 いつからですか？

 一度，痛くなって近くの歯医者に行きましたがそこで歯は残せないと言われて，また別の医院に行きました．そこで薬をもらいましたが，あまり説明がなかったので不安になり，インターネットで探して別の歯医者にかかりましたがそこでもよくならず，この医院に来てみたんです．

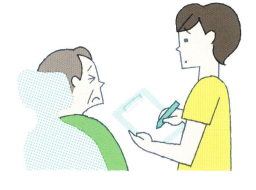

 それは大変でしたね…．歯が痛いのは辛いですね**（なるべく気持ちを理解するように努める）**．そうすると，その歯はこれまで3人の先生に診てもらったのですね**（経過をまとめる）**．痛いのはどれくらい前からですか？**（不足した情報を聞き出す）**

 去年の夏ごろからです．

 夏ですと，7月か8月ごろですか？**（話を具体化する）**

たぶんそうです．

 ○○さんは **（名前で呼ぶ）**，その歯をどうしたいと思いますか？

 痛みをなくして，歯は抜きたくありません．どうしたらいいですか？

 心配ありません **（安心させる）**．先生に詳しくみてもらいましょう！

Clinical Point 「患者さんとの会話のポイント」

①限られた時間内に聞き取りができるよう，患者さんの性格や状態をふまえた会話を心がける
（患者さんの性格やバックグラウンドに応じた会話のポイントは p.51 参照）

②会話はオープンクエスチョンで

　質問の仕方には，大きく分けて「オープンクエスチョン（開かれた質問）」と「クローズドクエスチョン（閉ざされた質問）」の 2 つがあります．

　オープンクエスチョンは相手がある程度自由に答えられる形の質問の仕方です．この反対がクローズドクエスチョンで，「はい」「いいえ」で答えられる質問の仕方です．クローズドクエスチョンでは短い答えしか返ってこないため，答えの内容が限られてしまいます．相手のなかにあるものを引き出すのであれば，オープンクエスチョンで質問するとよいでしょう．

　情報収集の際は，なるべく患者さんがご自身の言葉で返答できるよう「なにかお困りですか？」「どうしたいですか？」など，オープンクエスチョンで質問します．ただし，オープンクエスチョンが続くと，患者さんは話し疲れてしまうことがあるので，時折，クローズドクエスチョンを混じえます．

　聞きにくい内容であれば，「今後の治療に役立ちます」など情報が治療に有効であることを伝えましょう．

③質問の順番に注意する

　時間の効率を考慮し，スムーズにいくように，質問の順番に注意します．一般的に，主訴の聞き取りは長引く場合があるので，先に全身疾患の有無や既往歴などの一般的な質問から行います．主訴の聞き取りでは，患者さんが自分の口腔内をどのように捉え，どうしたいのか希望を聞いていきます．

Mail from Sweden 患者さんの話が聞きやすい姿勢や態度とは？

　患者さんの性格は人によってさまざまです．患者さんによっては，術者と対面することに威圧感をおぼえ，落ち着かない場合もあるでしょう．下の写真は，スウェーデンでの歯周病専門医院およびSDCでの患者さんへの説明の様子です．①の写真はマスクを外して患者さんと対面し，目と目を合わせて会話しています．②の写真は，マスクをつけていますが，患者さんと同じ方向を向いて，モニターを見ながら説明しています．

　座る位置を変えるだけで，患者さんとの距離感も変わります．日本人はシャイな方が多いので，対面すると緊張する人もいるかもしれません．その場合は，③のように患者さんに対してすこし斜めの（45度）角度で座って話すようにするとよいでしょう．

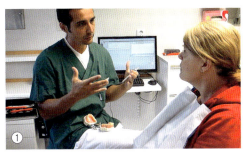
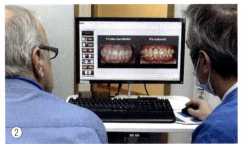
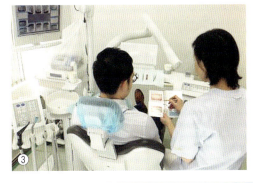

図4　患者さんと対話するときの姿勢
①スウェーデンの歯周病専門医 Olivier Carcuac 先生（左）と患者さん．目と目を合わせて会話している
②同 Giovanni Serino 先生（右）と患者さん．パソコンのモニターを見せながら説明している
③患者さんに説明をする筆者．患者さんに対してすこし斜めの位置に座る

Dr. Hirookaのアドバイス

「歯科衛生士の情報収集が歯周治療成功の鍵！」

　多くの患者さんは，歯科医師に言いにくいことを歯科衛生士に訊ねたり話したりします．一見治療に直接関係ないと思われることも，歯科衛生士が積極的に情報収集することで治療がよりスムーズに進みます．

　歯周治療後にSPTに移行することを考えると，主治医よりも患者さんと長い時間つき合うのは歯科衛生士です！　信頼関係を継続させる意味でも，歯科衛生士が患者さんの立場に寄り添って話を聞くことが大切です．

Chapter 3

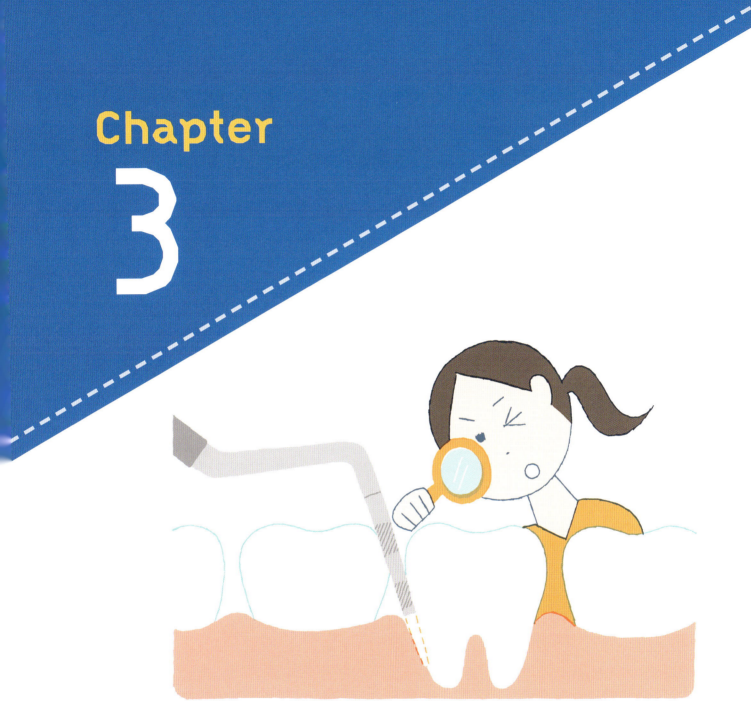

歯周病検査では何を調べているの？

Q なぜ歯周病検査が必要なのですか？

A 歯周病検査は，歯周病の状態を把握し，歯科医師が適切な治療計画を立案するためにも必要なものです．また，検査を行うことで患者さんに現在の口腔内の状態を知ってもらうことができます．

検査を行う前には，必ず患者さんに歯周病の原因や病態，それぞれの検査の意義について説明し，検査の必要性を理解していただくことが大切です．

歯周病検査では，口腔内写真，X線写真，ペリオドンタルチャート，研究模型などの資料を集めます．それぞれの資料からわかることを統合して口腔内の状態を把握することで，歯科医師による診断が可能となり，口腔内の状態を患者さんと術者の双方が知ることができるのです．

口腔内写真からわかること

口腔内写真だけでは歯周病があるかどうかはわかりませんが，治療に伴う咬合状態や歯肉の形態，軟組織の変化を記録できます．つねに規格性を保つことを意識し，最後臼歯まで入るように撮影します．正面観，側方面観に加え咬合面観を含めて最低3～5カットが必要です（図1-①）．

全顎のデンタルX線写真からわかること

必要に応じて10～14枚法で撮影します．デンタルX線写真からは骨頂の形態や高さ，骨欠損の状態，歯槽硬線が確認できます．また，歯肉縁下歯石や隣接部の齲蝕，補綴物のギャップなども観察できます．注意しなければならないのは，X線写真上では近遠心的な像しか写らないことで，ペリオドンタルチャートと見比べながら三次元的な像を読みとることが大切です（図1-②）．

Clinical Point　齲蝕と歯周病の違いについても説明しよう！

齲蝕と歯周病は同じく細菌性プラーク（デンタルバイオフィルム）が原因ですが，その病態は異なります．はじめに歯周病と齲蝕の違いについても患者さんに正しく理解していただくことが必要です．齲蝕は，細菌が糖質からつくる酸によって歯質が溶かされ，欠損する状態をいいます．一方，歯周病は歯面に付着した細菌性プラークによって，歯周組織に炎症が引き起こされ，炎症が慢性化することで免疫反応により歯周組織の喪失につながる疾患です．

口腔内検査（ペリオドンタルチャート）からわかること

プロービングデプス，ポケット底からの出血，動揺度，根分岐部病変などを調べることで歯周病の程度がわかります（詳細は，p.34〜参照）．

これらに加え，歯列および咬合関係を検討するために研究用模型を製作することもあります．
☞『Dr.弘岡に訊く臨床的ペリオ講座　スカンジナビアンアプローチの実践』p.46〜1章「7. X線写真から何がわかるのか」参照

■ 口腔内写真からわかること ■

歯
・充塡をしている（かつて齲蝕があった）
・5のエナメル質に白濁あり（初期齲蝕の可能性）

歯肉
・歯間乳頭部に腫脹
・歯肉退縮はあまりない

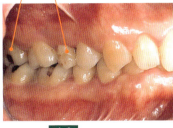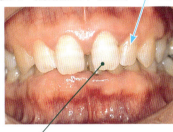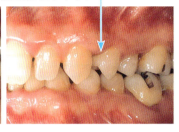

咬合
・ディープバイト（前歯部に突き上げがあるか確認）
・正中離開（若いときは正中離開していなかった可能性があるため，患者さんに聞いてみる）

図 1-①　口腔内写真

■ X線写真からわかること ■

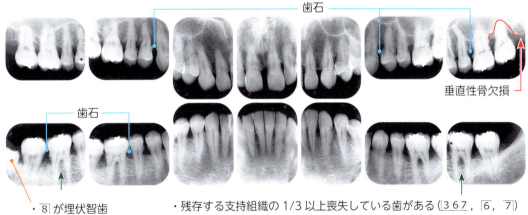

・8が埋伏智歯
・残存する支持組織の1/3以上喪失している歯がある（367，6，7）
・根分岐部病変の疑いがある（6，6，緑の矢印部）
・大臼歯に充塡物がみられる

図 1-②　X線写真

ペリオドンタルチャートからわかること

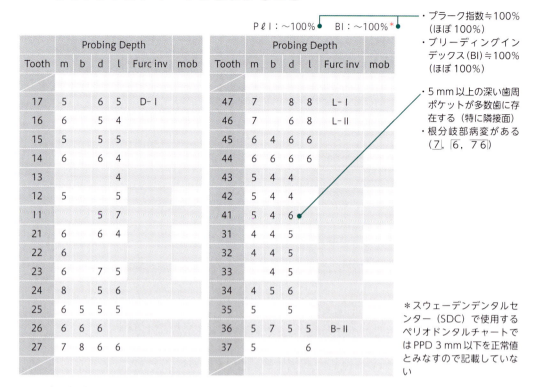

図 1-③　初診時のペリオドンタルチャート

＊**出血についての考え方**
初診時のプロービングでは歯肉辺縁からの出血かポケット底部からの出血かはわからないため，臨床的には辺縁歯肉からの出血（Bl）としてチャートに％を記載する．再検査以降には歯肉縁上のコントロールがなされていれば，出血はすべてポケット底部からの出血（BOP）と捉えて＊印でチャートに記載している（詳しくは，p.40 参照）

歯周病検査では何を調べているの？

Clinical Point
口腔内所見，X線写真，口腔内検査から情報を統合する

口腔内所見，X線写真，口腔内検査から情報を統合して，1歯ずつの歯周病の進行や程度，感染の広がりを予測することが大切です．

例1：図1，6̄ の根分岐部の場合

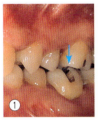 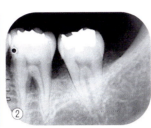 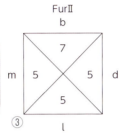

- 口腔内写真所見⇒充填物があり，歯肉退縮がみられる（①）
- X線写真所見⇒根分岐部病変が認められる（②）
- プロービングによる所見⇒全周に深い歯周ポケットがあり，頬側は7mmの歯周ポケットとⅡ度の根分岐部が認められた（③）

> X線写真からは根分岐部病変が舌側・頬側のどちらに位置するか不明だったが，プロービングによる検査によって頬側だと判断できた

例2：図1，6| の根分岐部の場合

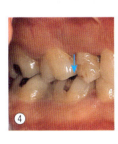 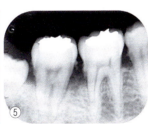 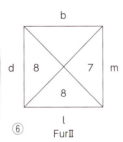

- 口腔内写真所見⇒充填物があり，歯間乳頭部に腫脹がみられる．歯肉の退縮がみられる（④）
- X線写真所見⇒隣接面に歯石が確認できる．6| に根分岐部病変が疑われる（⑤）
- プロービングによる所見⇒頬側を除いて深い歯周ポケットが認められた．舌側にⅡ度の根分岐部病変が確認できた（⑥）

> X線写真上では歯槽骨頂の高さと 7| の根の形態が確認でき，6| に根分岐部病変が疑われた．プロービングによる所見で根分岐部病変が舌側にあることが確認できた

Q 規格性のある資料をとるためのポイントを教えてください

口腔内写真の位置づけの注意点

正面観（1/1.5倍）：咬合面が水平になるように，正中を合わせて撮影する

側方面観（1/1.5倍）：咬合面が水平になるように，なるべく前歯から最後臼歯までを入れる．正中は4番近心．歯間乳頭が写るようにする

咬合面観（1/2倍）：なるべく前歯から最後臼歯まで写るようにする．下顎撮影時は，舌の先端を上顎につけてもらう

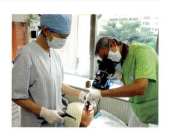

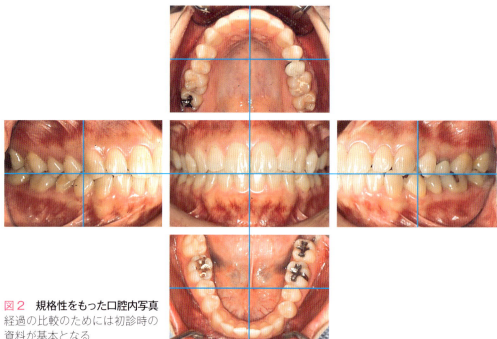

図2　規格性をもった口腔内写真
経過の比較のためには初診時の資料が基本となる

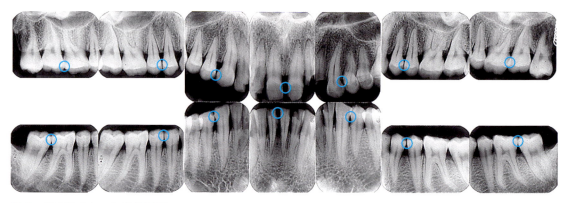

図3　規格性をもったX線写真
○印は主線の通過する場所を表す

X線写真

- 撮影用インジケーター（CID-4LRT/CID-2，阪神技術研究所）を使用（図4）
- **X線写真撮影時の位置づけ**
  臼歯部：犬歯の遠心から最後臼歯の遠心が入るように位置づける．智歯がある場合は1枚追加する
  前歯部：犬歯の遠心が中心にくるように位置づける

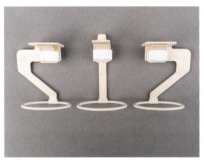

図4 撮影用インジケーター

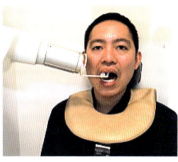

図5 X線の位置づけの角度
インジケーターにX線装置を合わせ，なるべく歯列からフィルムを離す

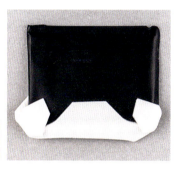

図6 フィルム用のクッション
患者さんの口腔内への挿入時，フィルムの角が当たって痛い場合に使用する（フィードデンタル）

撮影用インジケーターの位置づけのポイント

フィルムは，なるべく歯列から遠くに離して咬ませる（図7）．特に下顎の撮影時に舌が大きい場合や骨隆起があるときは，フィルムが曲がらないよう歯列から離して挿入する

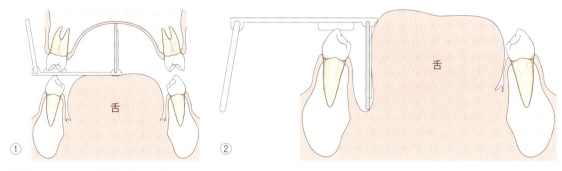

図7 フィルムの位置づけのポイント
①平行法で撮影ができるように口蓋の最深部にフィルムを挿入する
②フィルムを歯列から離し，可動する口腔底の最深部を利用してフィルムを固定する

Q プロービングの目的は何ですか？

A プロービングでは，歯周ポケットの深さとポケット底からの出血がわかります．それらの情報から，①歯周病があるかどうか，②歯周病の程度，③歯周組織の状態の変化を把握します．

歯周病があるかどうかを知る

見た目からは炎症があるかどうかを正確に判断することはできません．そのため，プローブをポケット底部に挿入して歯根面に沿って動かすことで，**ポケット底部からの出血（Bleeding on Probing：BOP）**を確認し，炎症の有無を把握します（図8，9）．排膿は歯周病悪化のサインと考えられます．

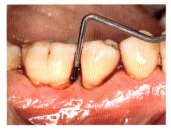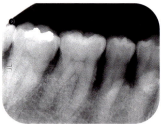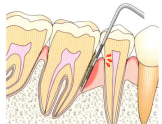

図8 プロービング時の出血は歯肉縁下の炎症を表す

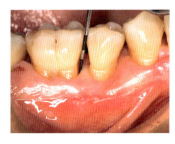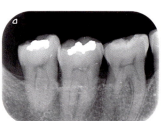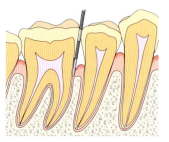

図9 歯肉縁下に炎症がない場合，プロービング時に出血がみられない

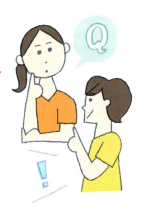

歯周病があるかどうかは，ポケットの深さとBOPを確認することでわかります！

歯周病の程度を知る

　プロービングは，炎症の程度を知るのにも有効です．デンタルX線写真では近遠心的な歯槽骨頂のレベルや骨の形態をある程度推測はできますが，頬舌的な歯槽骨頂のレベルを把握することはできないため，デンタルX線写真撮影に加え，プロービングを行う必要があります（図10, 11）．

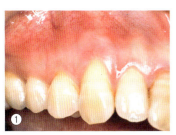
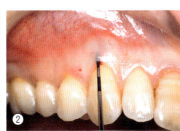
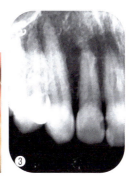
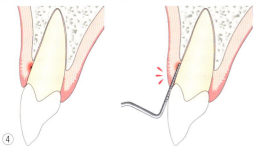
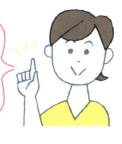

歯周病の程度は，プロービングとX線写真から総合的に判断します

図10　見た目には炎症が認められない歯周炎症例（3| 頬側）
①50歳．女性．過去に歯周治療を受けており，3| には肉眼的に炎症は見られない
②プロービングを行ったところ 3| 頬側に5 mmのPPDとBOP（＋）が測定され，歯肉縁下に歯石の取り残しが疑われた
③X線写真では歯槽骨の喪失は認められない
④本症例の模式図．歯肉縁下に歯石の残存が疑われた．このように見た目に炎症がみられない場合でも，プロービングは慎重に行い，残存した歯周ポケットを見逃さないように注意する

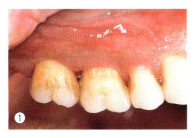
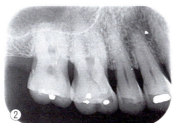
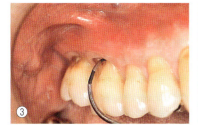
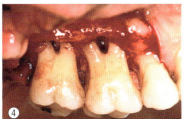

図11　プロービングによる歯周病の程度の把握
①上顎右側臼歯部の口腔内写真
②同X線写真．6| 頬側に根分岐部病変が存在しているが，二次元的なX線写真からは確認が難しい
③ファーケーションプローブを挿入すると，頬側にⅡ度の根分岐部病変が確認できた
④歯周外科治療時．歯肉弁を翻転すると，7 6| にⅡ度の根分岐部病変が確認できた

歯周組織の状態の変化

プロービングは，歯周組織の状態の変化を把握するのにもっとも便利で簡単な検査方法です．歯周病の予防や進行を予知するために定期的にプロービングを行い，歯周組織の変化を記録することが大切です（図12）．

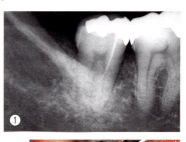
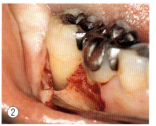
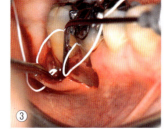
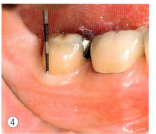

図12　歯周組織の変化の記録
58歳，女性
①術前のX線写真．プロービングにより 7| 頬側にPPD 8 mm，BOP（+）が認められた（ガッターパーチャを入れて撮影）
②③歯周外科治療．エムドゲイン®を用いた歯周組織再生療法を行った
④術後．PPDは3 mm，BOP（−）に改善された

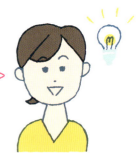

治療前後，そしてその後のSPTでも定期的にプロービングを行うことにより歯周組織の状態の変化を把握することができます

Clinical Point　プロービングについて患者さんに説明しよう！

プロービングを行う際は，必ず術前に患者さんにプロービングとはどのようなものか，その目的を説明しましょう！

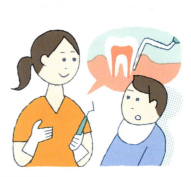

患者さんへの説明のポイント：
①目盛りの付いた器具を用いて歯肉の溝の深さを測る
②プロービング時の出血の有無によって歯肉に炎症があるかどうかわかる
③正常値は3 mm以下で，4 mm以上で出血があれば積極的な治療が必要
④正常な歯肉ではほとんど痛みを感じないが，炎症があると多少の痛みや不快感がある場合もある
⑤喫煙者は喫煙によって血管が収縮するため，プロービングで歯周病がわかりにくい場合がある

また，初診時には痛みや炎症の状態により正確な測定が難しい場合があること，その場合は後日治療時に麻酔下で再度測定することを伝えておくとよいでしょう．

Q プロービングのコツを教えてください！

いつも同じプローブで一定の圧で行うことがポイントです．

プローブの選択

　プローブは，目盛りが見やすく，色落ちせず長く使用でき，変形も少ないことから金属製のものを選択しています（図13）．診療室内で使用するプローブは統一し，自分が使用しているプローブの太さや目盛りを把握しておくことが大切です．なお，SDCではプローブがしなって誤差が大きくなるため，特別な場合を除いてプラスチックプローブは使用していません．また，歯周組織再生療法などの歯周外科治療中に使用する場合，目盛りが1mm単位のプローブを使用しています（図14）．

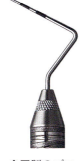
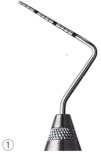

図13　金属製のプローブ
カラーコードプローブPCP11（Hu-Friedy）．直径約0.48mmの目盛り付きプローブ．段階的な目盛りは3-6-8-11mm

図14　目盛りが1mm単位のプローブ
カラーコードプローブPCP-UNC15（Hu-Friedy）．直径約0.57mm．歯周組織再生療法などの歯周外科治療時に使用する

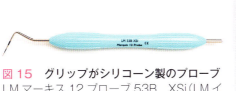
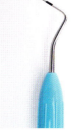

図15　グリップがシリコーン製のプローブ
LMマーキス12プローブ53B XSi（LMインスツルメント，白水貿易）．人間工学に基づいた太くて持ちやすいグリップが特徴

正しいプロービングのために

　先端の直径が0.4～0.5mm程度の一般的なプローブの場合，つねに約25g（0.25N）程度の一定の圧で測定します．炎症が強い場合は，患者さんに不快感を与えないように注意して

測定しますが，痛みによって正確な測定が難しい場合では，麻酔下でSRPを行うときに測定しなおします（図16-①）．前医で歯周治療を受けていた，あるいは，よくブラッシングされている患者さんでは，歯肉の入り口が引き締まってプローブが入りにくいことがあるため，病変を見逃さないように注意深く測定することが必要です（図16-②）．

　プロービング圧は，術者間で3〜130gの誤差があるという報告や，同じ術者でもときにより2倍も誤差があるといわれています[1]．ある程度の誤差は仕方がありませんが，数値を比較するためにもできるだけ正確に測定する必要があります．適切な圧（25g）とするためにはどの程度の力をかければよいのか，はかりで確認しておくとよいでしょう（図17）．

　臨床では，炎症がない場合ではプローブは接合上皮の先端より上方で止まるためプロービングデプスは浅めに計測されますが（図16-③），炎症がある場合は，プローブの先端が接合上皮の底部を越えるため深くなります．また，プロービング圧が一定でも，挿入角度が異なると測定値に誤差がでます．隣接面では測定時に，コンタクトポイントの直下からはみ出さないよう，挿入時のプローブの方向にも注意が必要です（図18）．

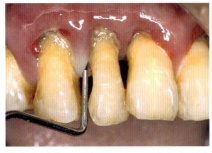
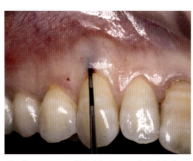
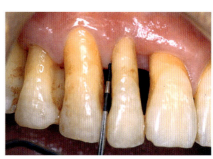

①炎症が強い口腔内では，患者さんが痛みを感じて正確な測定値とならないため，後日麻酔下で測定しなおす．その場合はチャートに記載し，ほかのスタッフにもわかるようにしておく

②ブラッシングや前医での歯周治療によって歯肉が引き締まっている場合，プローブが挿入しにくいことがある．病変を見逃さないよう注意してプロービングを行う

③歯周治療後，炎症がなくなると同じプロービング圧でも接合上皮の底部を越えなくなる

図16　プロービングの注意点

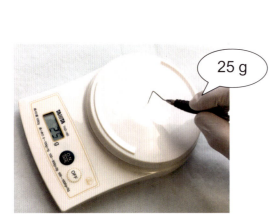

図17　はかりによるプロービング圧の測定
適切な圧がどの程度か実際に感じてみるとよい

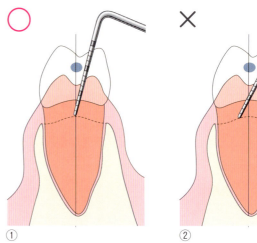

図18　隣接部のプローブの挿入角度
①正しい測定　②誤った測定
挿入角度を誤ると，実際の数値より深くあるいは浅く計測される

歯周病検査では何を調べているの？ 3

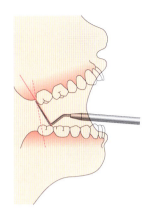
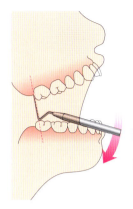

図19 上顎最後臼歯の遠心にプローブの挿入が困難な場合
頬粘膜をミラーで排除しながら、プローブのハンドルを一方向に回すことで測定できる

Clinical Point　プロービング時の歯石に注意！

　プロービング時に歯石にひっかかってプローブが歯周ポケット底部まで到達していない場合があります．この場合は歯石を飛び越えて測定します．うまく測定できない場合は，後日再度測定しなおす旨をペリオドンタルチャートに記入します．

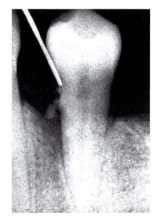

図20　大きな歯肉縁下歯石をよけて測定するのは難しい
歯石を越えるように測定するか，正確に測定できなかった旨をチャートに記入し，SRP時に麻酔下で測定しなおす

Clinical Point　歯内-歯周病変（エンドペリオ）について

　X線像で，骨吸収が根尖部と歯周ポケットの両方からつながったようにみえるとき，歯周病と根尖病変の合併症が疑われます．これを歯内-歯周病変（エンドペリオ）といいます．プロービング時に歯根周囲の1カ所にのみに根尖におよぶ深い歯周ポケットがみられることがあります．この場合は，歯科医師が電気歯髄診断を行い，失活歯であれば歯内療法から治療を始めます．
　誤って先にSRPを行ってしまうと組織を損傷させてしまうため注意しましょう．

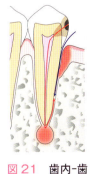
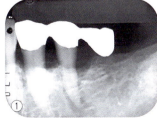
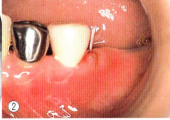
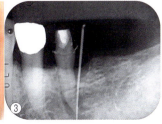

図21　歯内-歯周病変

図22　歯内-歯周病変の症例
①「5」の歯根周辺に透過像が認められる　②③ガッタパーチャポイントを入れて病巣を確認したところ，歯内-歯周病変が疑われた．この場合は歯内療法から治療を開始する

39

Q プロービング時の出血からは何がわかりますか？

A 歯肉辺縁からの出血とポケット底部からの出血で意味するところが異なります．

歯肉辺縁からの出血

検査時に歯肉辺縁にプラークが付着していなくても，歯肉辺縁に沿ってプローブを動かした際に出血する場合，直前に磨いただけで普段からその部位は磨けていない（炎症がある）ことがわかります（図23）．

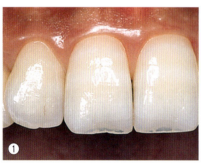
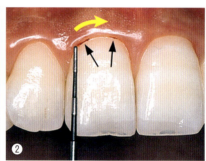

図23 歯肉辺縁からの出血
①一見すると歯肉は健康であるように見える
②プローブを歯肉辺縁に沿ってそっと挿入すると出血がみられる

歯肉辺縁からの出血は，普段からプラークコントロールができているかどうかのバロメーターになります！

BOP＝ポケット底部からの出血

適正圧のプロービングによるポケット底部からの出血（BOP：Bleeding on Probing）は，臨床的に歯肉縁下プラークの存在を示唆します．特に初診時には歯肉辺縁からの出血なのか，ポケット底部からの出血なのかの判別が難しい場合があるので両者をBlとしてチャートに記入します（p.30 参照）．

ポケット底部からの出血と歯肉辺縁の出血の判別

ポケットに適切な圧力でプロービングの先端を挿入，計測後静かにプローブを引き上げてから10～30秒後に出血があれば，ポケット底部からの出血としてチャートに記入します（図24）．

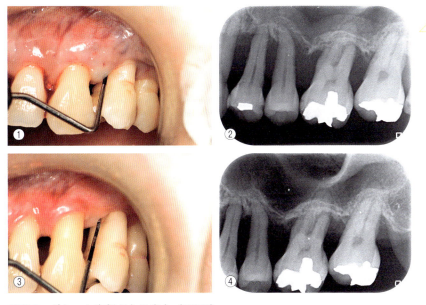

BOP（ポケット底部からの出血）は，歯肉縁下の炎症の存在を示唆しています

図24 ポケット底部からの出血（BOP）
①プローブを抜いてから10～30秒後に出血があった（ポケット底部からの出血）
②同部位のX線写真．歯周支持骨の喪失が著しい
③歯周治療後，炎症がなくなるとプローブを挿入しても出血はみられなくなった
④同部位の歯周治療後のX線写真．X線写真のみでは炎症の有無を判断できないため，必ずプロービングを行いBOPを測定する必要がある

Mail from Sweden　スウェーデンで学んだBOP測定のポイント

　スウェーデンの歯周病専門医で，長年にわたって若年性歯周組織炎（侵襲性歯周炎）の研究に携わっていたAngela Wennström先生のプロービングを見学したときのこと．

　先生は，ポケット底部からの出血を確認するため，プロービング後にそっとプローブを抜いておよそ30秒後にBOPを測定していました．効率よくプロービングを行うためのポイントとして，「上顎右側臼歯部からプロービングを始めてPPDを測定し，反対側の計測を始める前に再び上顎右側臼歯部に戻って出血状態を確認すると記録しやすい」とアドバイスしてくださいました．

　「プロービング圧が強いと，健康な歯肉でも偽陽性で出血することがある」というのも，プロービング時に注意したいポイントです．

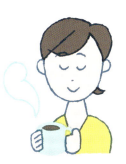

Q 根分岐部の検査はどのように行いますか？

A 根分岐部に対しては，根分岐部用のファーケーションプローブを使用して根分岐部病変の有無を調べます（図25〜27）．

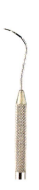
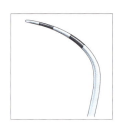

図25 根分岐部用のネイバーズプローブ
カラーコードプローブネイバーズ Q2N（Hu-Friedy）

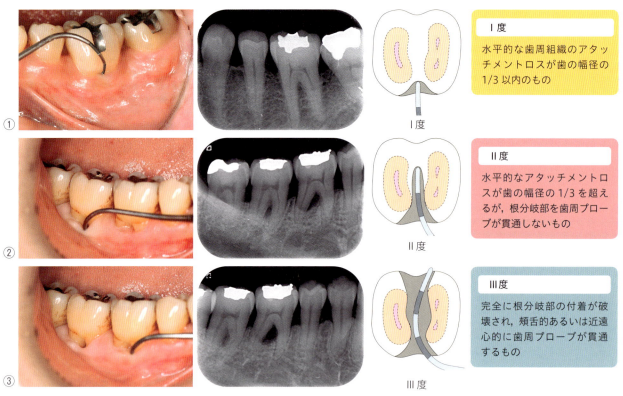

図26 根分岐部病変の分類[3]
X線写真では頰側・舌側かは不明なため必ず頰舌的に計測する
①Ⅰ度：|6 頰側からファーケーションプローブを挿入すると，根分岐部の入り口が探知できる．X線写真からは根分岐部病変の有無は確認できない
②Ⅱ度：|7 頰側からファーケーションプローブを挿入できるが，貫通はしない．X線写真では根分岐部に透過像が確認できるが舌側か頰側かは不明
③Ⅲ度：|6 頰側からファーケーションプローブを挿入すると舌側に貫通する．X線写真では根分岐部に透過像が確認できる

下顎大臼歯では，頰側・舌側にファーケーションプローブを挿入して検査する．下顎第二大臼歯は，遠心根が2根に分離して3根ある場合や，近遠心根とも分離して4根になっている場合もある．特に隣接面では病変を見逃さないようプローブの挿入角度に注意する

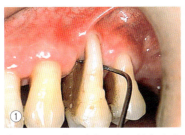
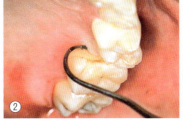
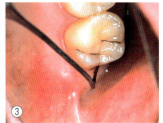

①上顎では小臼歯部に根分岐部病変がある場合があるので，X線写真で歯根の形態を確認し，見逃さないように注意する

②〜④上顎大臼歯の近遠心の根分岐部は根の形態によっては口蓋側からアプローチするとアクセスしやすい

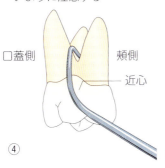

口蓋側　頬側　近心

④

図27 根分岐部病変の検査

Clinical Point　根分岐部病変の検査の注意点

- Ⅱ度とⅢ度の判別は難しいので注意する ⇒ プローブの先端が貫通しない場合は，Ⅱ度と記入する（根分岐部病変を見逃さないためにも過小評価はしない．CT撮影時や歯周外科治療を行う際に歯肉が翻転されてⅢ度と判明する場合もある）
- 必ずX線写真と照らし合わせながら判断する
- CTでは根の形態は確認できるが，骨の部分は炎症のために透過像が実際と異なる場合があるので注意する

Q そのほかの検査での注意点を教えてください！

動揺度

動揺自体は病態を示すものではありませんが，炎症がコントロールされれば動揺は少なくな

ります．しかし，症例によっては咬合による外傷が原因で歯が動揺することがあります（咬合性外傷）．デンタルX線写真で歯根膜腔が拡大しているにもかかわらず，PPD値が浅く，BOPがない場合は，咬合が関係していることが疑われます（図28）．また，歯冠部の咬耗や補綴物の破折などにより咬合高径が低くなり，前歯部への当たりが強くなって動揺する場合もあります．SPTに移行してからも継続して動揺度のチェックを行い，変化を察知することが大切です（図29）．

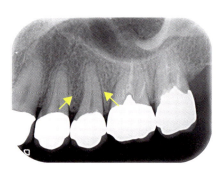

図28 咬合が関係している動揺
|5 にプラーク由来ではない，咬合によるものと思われる動揺が認められた．歯根膜腔が拡大しており（黄矢印），PPDは4mm以下，BOPは認められなかった

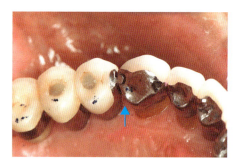

図29 咬合状態の確認
咬合を確認したところ，インプラントと天然歯の接合部（キー＆キーウェイ）に天然歯の圧下によるステップ（青矢印）があったため歯科医師に報告した

プラークスコア

プラークスコアは，必ずプラーク染色剤を使用して全顎的にプラークを染め出して調べます．歯頸部歯面の染色の有無を検査し，プラーク付着状態を評価します．各歯を近心隣接面・遠心隣接面・唇頰側・舌口蓋側の4部位に分け，各歯面の歯頸部が染まっているかどうかで，プラークの有無を判定します．

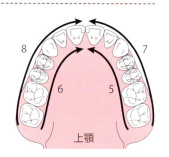

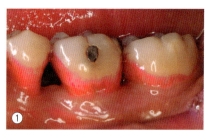
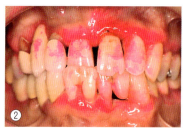
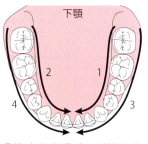

①染め出し後の口腔内．歯肉辺縁1～2mmの幅でプラークが赤く染め出される．ここが一番ブラッシングしてほしい重要な部位

②全顎的に磨き残しがある口腔内．歯周病の患者さんの場合，歯肉辺縁や歯間部のプラークがもっとも問題になる

③染め出す順番．唾液の多い下顎舌側より始め，下顎唇側，上顎口蓋側から唇側へと行うとよい

図30 染め出しによるプラークスコアの確認

***プラークの染め出しのポイント**
患者さんの都合により染め出しができない場合は，染めても比較的目立たなくかつ歯周病のリスクが高い部位を選択して部分的に染め出し，その部位を鏡で見せて確認してもらいます（図30）．そのほかの部位はプローブで擦過しプラークの有無をチャートに記録します．患者さんによってはいつもはきちんと歯を磨いておらず，来院直前に急いで磨いてくる方もいます．その場合は，染め出しをしてもプラークは染まらないため，歯肉辺縁からの出血で炎症の有無を確認します（p.40参照）．患者さんには，普段から歯磨きをきちんと行っていると出血しないことをプライドを傷つけないように配慮しながら伝えます．

歯肉退縮

歯肉退縮を比較するうえで口腔内写真は有効です．歯肉退縮が著しい部位や歯肉退縮による歯肉の形態の変化は，口腔内写真を比較するとよくわかります（図31）．

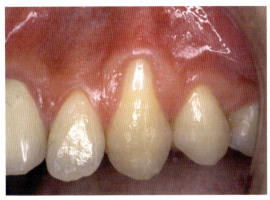 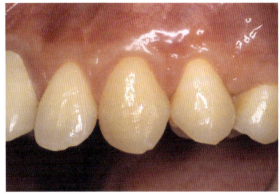

①3̲ に過度のブラッシングによる歯肉退縮がみられる

②エムドゲイン®を応用した根面被覆術により歯肉退縮が改善された

図31 歯肉退縮は口腔内写真を比較するとわかりやすい

Clinical Point　SDCでの細菌検査についての考え方

　細菌検査をプロービングなどの臨床検査に補助的に用いることで，治療方針が明確になることがありますが，当院では日常臨床には取り入れていません．その理由は，プロービングなどによる臨床指標が細菌検査の結果と一致することがまれであること，日常臨床で定期的・頻回に細菌検査を行うことが難しく，基準値との比較が難しいことが挙げられます．

　病態の把握のためには，毎回一定の基準で行うことができるプロービングが現在のところはもっとも簡便な検査であるといえるでしょう．

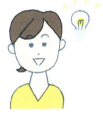

Dr.Hirookaの**アドバイス**

「正確な検査を心がけよう！」

　毎回一定の基準でプロービングを行うことで病態の変化がわかります．シンプルでスタンダードな検査方法として，正確なプロービングをマスターしましょう！

Mail from Sweden — スウェーデンのベテラン歯科衛生士との交流から学んだこと

　筆者（加藤）は約20年の間に，スウェーデンの歯周病専門医院に通い，多くのことをスウェーデンの歯科衛生士たちから学びました．日本との制度の違いなどはありますが，私が特に感銘を受けたことをご紹介します．

①歯科治療において科学的なバックグラウンドと臨床が密接にリンクしている！

　スウェーデンの研修先で知り合った歯科衛生士たちは，臨床を通じてキャリアを積むと同時に定期的に研修会や勉強会に参加し，新しい知識を増やしています．そのため，最新の論文などに基づいた治療が実践されやすい，知識と実践が両立した環境にあります．

　いまは彼女たちの多くが指導的立場となっていますが，教育に携わりながら臨床も続けるなど臨床・研究・教育の現場を行き来しながら歯科衛生士のキャリアを積み上げている様子が印象的でした（図32）．

②患者さん主体の治療を行ううえでの知識，技術をつねに培っている

　スウェーデンでは提示された選択肢から治療方法を決めるのは，最終的には患者さん自身です．最近では，インターネットで，「自分には，どの治療法がマッチしているか」を確認することができます（図33）．

　歯科衛生士は，患者さんが望む範囲で正しい選択ができるよう情報提供などをサポートします．また，歯肉縁上のコントロールは患者さん，歯肉縁下のコントロールは術者が行うなど，治療における役割分担を明確にし，的確に行っています．

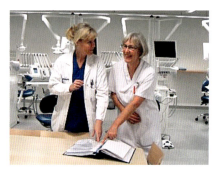

図32　臨床講師として大学附属のクリニックで働くスウェーデンの歯科衛生士

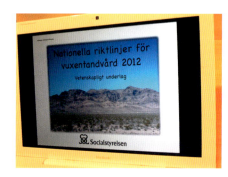

図33　スウェーデン政府から国民への歯科に関する情報提供のページ
（www.socialstyerlsen.se/tandvardsrktlinjer）

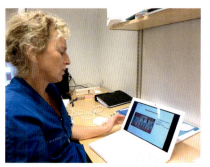

図34　イエテボリ大学歯周病科の歯周病専門医で，教育研究部長（当時）のAnna Bogren先生
学生の面倒見がよく，教育者としての賞も受賞している．「患者さんは，いつでも自分の治療法に関する情報を閲覧できる」とパソコン画面を見せながら説明してくれた

Chapter 4

患者さんへのモチベーションを成功させるためには？

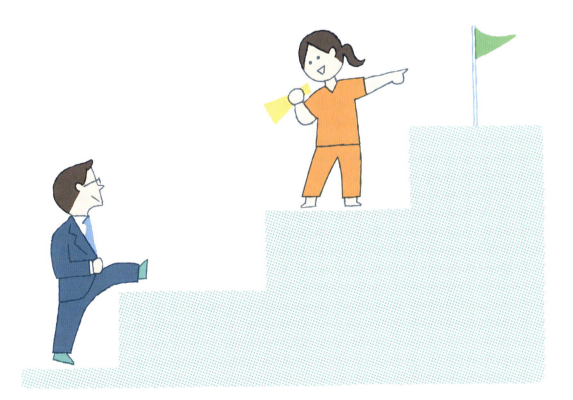

「モチベーション」とはどのようなものですか？

A 歯周治療における「モチベーション」とは，術者が患者さんに歯周病についての正しい情報を伝え，治療への参加を促すことです．

　たとえば糖尿病の患者さんでは，糖尿病についての正しい知識がなく，なぜ食事療法が必要なのかを理解していないと治療の成果があがらないと考えられます．それと同様に，歯周病の患者さんには，歯周病とはどのような病気なのかを十分に理解していただき，ご自身で歯肉縁上のプラークコントロールに取り組んでいただくことが必要です．

　歯周治療における「モチベーション」とは，術者が患者さんに歯周病についての正しい情報を伝え，治療への参加を促すことです．術者の歯周病に関しての知識が豊富なほど，また，説明の仕方が上手であるほど患者さんへ伝わる情報量は多くなり，歯周病への理解は深まります．結果，患者さんは治療に積極的に参加するようになると考えられます．「モチベーション」は歯周治療においてとても大切な要素の1つです（図1）．

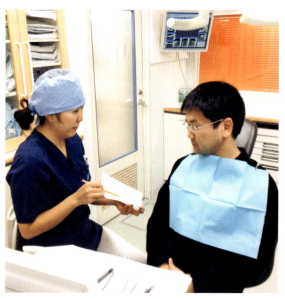

図1　患者さんへのモチベーション
初診時に患者さんに歯周病についての正しい知識を伝える．患者さんと向かい合って座り，時折目を見て説明することが大切

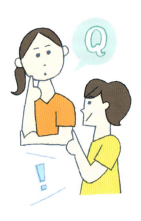

「モチベーション」は歯周治療に欠かせません！

患者さんへのモチベーションを成功させるためには？ 4

Q 患者さんへのモチベーションを成功させるために重要なこととは？

A モチベーションを成功させるためには，歯周病と歯周治療に関する正しい情報を患者さんにわかりやすく説明することがポイントです．

歯と歯周組織のしくみの説明

歯周病についてよりわかりやすく説明するために，まずは歯と歯周組織のしくみについて簡単に説明しましょう（図2）．患者さんのデンタルIQに合わせて，難しい言葉は使わないように注意しながら，簡潔に説明します．

■ 歯と歯周組織のしくみ ■

歯について

歯は，「歯冠（目に見える歯の上の部分）」と「歯根（歯肉に埋まっている根っこの部分）」で成り立っています．歯の中央には「歯髄」（いわゆる神経）があり，中には血管と神経が入り込んでいます．

歯周組織について

歯根はセメント質という組織に覆われ，歯周靭帯（歯根膜）という線維によって骨（歯槽骨）に固定されています．この部分は歯肉（歯ぐき）に覆われて守られています．歯を支えるためのセメント質・歯周靭帯・歯槽骨・歯肉を合わせて「歯周組織」といいます．

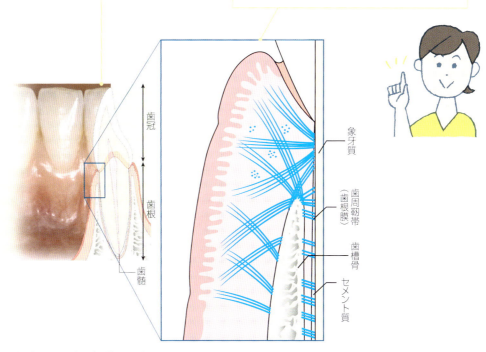

図2　健康な歯と歯周組織のしくみ

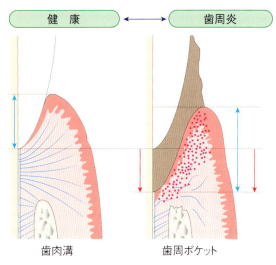

図3 歯肉溝と歯周ポケット

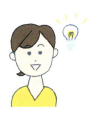

歯周ポケットについて

歯と歯肉の間には歯肉溝という隙間があり，健康な状態では約1〜2mmの深さです．しかし，よくブラッシングを行わないと，ここにプラークが溜まり，炎症が起こります．炎症が続くと，歯周組織が破壊されて溝が深く広がってしまいます．これを歯周ポケットといいます．

Clinical Point　歯周病の原因・治療法の説明

歯周病の原因と治療法を説明する際のポイントは，以下の4つです．

①歯周病は歯面に付着した細菌性プラークが誘因です（原因）
②炎症のコントロールを行うことで，歯周病が抑制できます（治療法）
③炎症のコントロールは，術者と患者さんが協力して行うことが大切です（役割分担：歯肉縁上は患者さん，歯肉縁下は術者）
④歯周治療の終了後も継続したプラークコントロールが必要です（継続したホームケアと定期的なSPTの必要性）

モチベーション（情報提供）がうまくできると，患者さんのブラッシングに対する意識が変化します（図4）．患者さんへのモチベーション，口腔衛生指導は，治療開始時から始まり，治療が終了してSPTにステージが変わっても繰り返し行います．

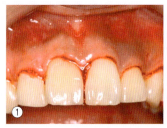
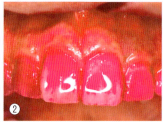
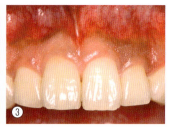

図4 モチベーションによる歯肉の変化
①歯肉炎の患者さん．プロービングを行ったところ，歯肉辺縁からの出血が認められた
②プラーク染色後．患者さんに手鏡を用いてプラークが歯面に付着しているのを確認していただき，プラークの付着により炎症が起こることを説明した
③約2週間後．モチベーションがうまくいき，プラークコントロールが改善．歯肉の炎症が消失した

Q 患者さんの性格やバックグラウンドに合わせた対応のポイントは？

A 歯周病に関する知識量は，患者さんによって異なるため，伝わりやすい説明の仕方もそれぞれに違います．病態や患者さんのバックグラウンド，デンタルIQをふまえた個別の説明を心がけましょう．

患者さんのバックグラウンドやデンタルIQに合わせる

　患者さんには，バックグラウンド（生活環境，職業，年齢など）やデンタルIQに合わせた説明をすることが大切です．歯科に関する知識が豊富な患者さんに対しては，ときに専門用語なども交えて説明を行いますが，この際に誤った情報は伝えないよう十分注意します．歯科に対する知識が一般的なレベルの患者さんでは，専門用語は言い換えるなど，なるべくわかりやすい言葉を使います（言い換え例：歯槽骨→歯を支えている骨，歯髄→神経）．

患者さんの性格に合わせる

① **話を聞かない，無関心，短気な患者さん**

　はじめに「これはこれから行う治療にとって非常に重要な話です」とひとこと言い，患者さん本人にかかわる重要なことだと強調します．その後は，なるべく簡潔に説明することを心がけ，反応をみて興味がありそうなら補足します．

② **歯科医院に関して不信感がある患者さん**

　まずは信頼関係を築くことが先決です．時間がかかっても治療することでよくなることを伝え，患者さんの主訴に配慮した対応を心がけます．たとえば，患者さんが前歯部を気にしているのに，説明もなく臼歯部の治療を優先させることはあまりよくありません．また，無理に患者さんの考えを変えようと焦らないことが大切です．患者さんが納得した時点で，次のステップに進みます．

③ **治療に対して恐怖感がある患者さん**

　何に対して恐怖を感じるのか（例：治療時の痛み，音など）を理解したうえで，すこしずつ説明や治療を行います．1つができたら次のステップへと移るようにし，次に行うことを事前に説明してから治療を行います．使用する器具を見せ，使用方法を説明し安心させることも必要です．痛みに対する恐怖がある患者さんでは，なるべく痛みを与えないように注意を払います．早急にことを進めないような配慮が必要です．

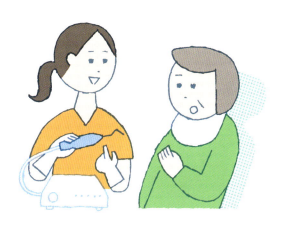

Mail from Sweden　心理学・行動科学からみたモチベーション

　歯科助手からキャリアをスタートしたKajsa Abrahamsson先生．歯科での仕事が楽しくなって猛勉強の末，心理学・行動学の博士号をもつ歯科衛生士なった努力家です．現在は，イエテボリ大学歯周病科の准教授としてスウェーデンの歯科衛生士をリードしています．おもに歯周病に関する行動科学的な側面を研究しており，患者さんの口腔健康教育や行動変容を成功に導くポイントを論文にまとめています．それによると，「患者さんと医療従事者が良好な関係を確立すること」「医療従事者が個々の患者さんの足りない知識を把握し，適切な情報を与えること」が大切とされていますが，さらには歯科衛生士が予防や歯周治療の能力を発揮できる職場環境も重要だと述べられています．さすが歯科衛生士！　私たちをよく理解しています．皆さんの職場はいかがですか？

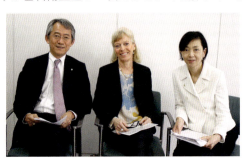

図5　弘岡秀明ペリオコース20周年記念講演会にて
左から弘岡，Kajsa先生，加藤

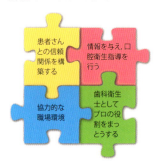

図6　患者さんの口腔健康教育や行動変容を成功に導くための4つのキーポイント[2]

Kajsaを紹介します！

　2009年にスウェーデン・ストックホルムで行われた第6回欧州歯周病学会でのこと．「数ある歯科衛生士部門の講演のなかで，どのスピーカが一番いいの？」．何もわからない私は，スウェーデンの歯科衛生士たちに聞いてみました．すると，「Kajsa！」間髪を入れずに答えが返ってきました．当日，広い講演会場はヨーロッパ中から集まった歯科衛生士たちで埋めつくされました．淡々と文献に基づいた講演をするKajsa先生．雲の上の人だと思いましたが，後に直接話をするチャンスがめぐってきました！　お話をすると，気さくで，誠実かつ努力家，とてもチャーミングな女性でした．皆に人気があったのはそのお人柄もあったのかもしれません．

Dr.Hirookaのアドバイス

一人ひとりの患者さんに合わせたモチベーションを！

　モチベーションで大事なことは，患者さんに歯周病についての正しい知識を知ってもらい，治療に積極的に参加してもらうことです．そのためにも，患者さんのバックグラウンドや知識に合わせた説明を心がけましょう！

Chapter 5

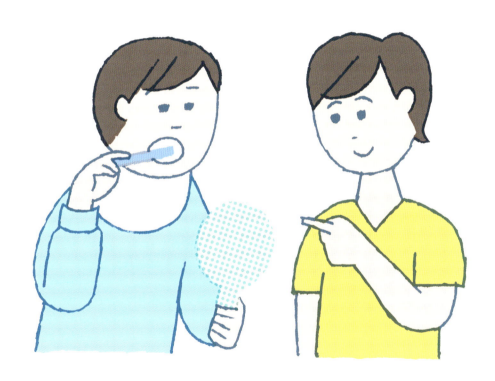

ブラッシング指導の
ポイントを教えてください！

ブラッシング指導のポイントは？

A 患者さんにモチベーションを行った後に，実際のブラッシング指導を行っていきます．患者さんにミラーを用いてご自身の口腔内を見てもらい，どこをどのように磨いたらよいのかを理解してもらいましょう（図1）．

　歯周治療が開始されると歯肉の形態が変化していくため，歯肉の形態に合わせたブラッシング指導を心がけます．プラークコントロールは術中も術後も継続して行うことが大切です．患者さん自身が治療に参加することを促し，治療の成功の鍵は患者さんのプラークコントロールにあることを繰り返し伝えていきます．

可能な限りプラークフリーを目指す

　重度の歯周病に罹患している患者さんに対しては，全顎的に限りなくプラークの付着が0％に近い状態を目指します．歯周病に対するリスクが低い患者さんでも，プラークスコア20％以下を目標とし，プラークが付着していない健康な部位と，プラークが付着して炎症や齲蝕がみられる部位を見きわめて指導に活かすことが大切です（図2，3）．

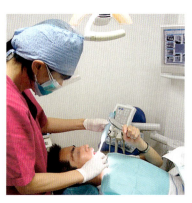

図1　ブラッシング指導の様子
患者さんにミラーで自分の口腔内を見てもらう

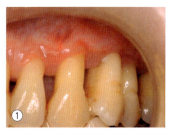 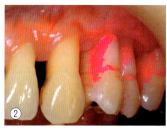 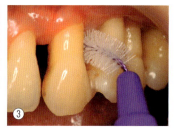

①ブラッシング指導前の口腔内．デンタルプラークは白色で肉眼ではわかりにくい

②染め出しを行い，鏡で口腔内を見せ，どこをどのように磨くか指導する．この患者さんでは隣接面に磨き残しが多く確認できる

③適切なサイズの歯間ブラシを選択し，患者さんに使い方を見せ，実際に行ってもらう

図2　プラークフリーを目指したブラッシング指導

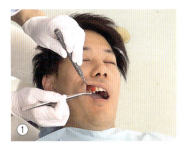 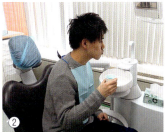 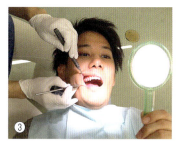
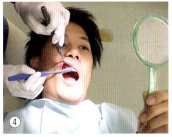 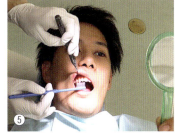 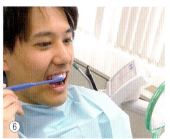

図3　ブラッシング指導の実際
①患者さんの許可を得た後，口腔内を染め出す　②1回水ですすぐ（洗口でプラークが落ちると信じている患者さんでは数回すすいでもらうとよい）　③染め出されたプラークを鏡で見てもらう（プラークは食べかすとは異なり，24時間以上経過してできた細菌の塊であり，洗口では取れないことを説明）　④歯ブラシをプラークが付着しているところに当て，優しい力でも落ちるところを見せる（すすいだだけでは赤い部分はとれないが，歯ブラシで簡単にとれるところを見せる）　⑤プラークがとれた歯面を見せた後，歯ブラシに付着したプラークを見せる　⑥適切な磨き方で患者さん自身に磨いてもらい，磨き方のポイントをつかんでもらう

患者さんに対して適切な情報提供を！

　一番大切なことは，個々の患者さんのブラッシングに何が必要で何が欠けているか判断することです．患者さんのもっている知識とのギャップを埋めるために，適切な情報を提供します（図4）．

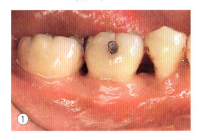 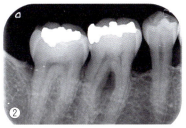 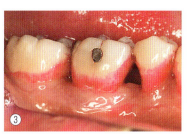
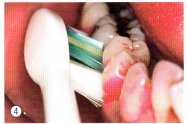 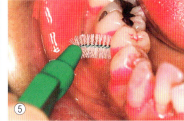 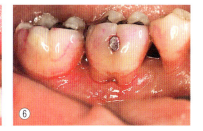

図4　重度歯周病の患者さんに対するブラッシング指導
①②31歳，男性の口腔内写真とX線写真．歯間乳頭部が喪失し，歯肉退縮が認められる．X線像では，7⏌の遠心に深い骨欠損があり，7⏌の根分岐部に透過像が認められる　③プラーク染色剤で染め出すと，歯肉辺縁と隣接面にプラークの磨き残しが確認できる　④ブラッシングの確認．歯肉辺縁のプラークを歯ブラシで取るように指導する　⑤歯間ブラシを使用しているかどうかを患者さんに確認し，歯ブラシだけでは隣接面のプラークは取れないことを説明．適切なサイズの歯間ブラシを選び，実際に使用してみせる．このとき歯間ブラシは歯肉にすこし押しつけるように使用する　⑥ブラッシング指導後数週間．ブラッシングが改善され，染め出しではわずかに歯肉辺縁にプラークの付着が認められる程度に改善した

Q 歯磨き圧が強い患者さんにはどのようにブラッシング指導を行いますか?

歯ブラシによる外傷に注意

強い歯ブラシ圧は歯肉退縮の原因となります．そのため，歯ブラシ圧の強い患者さんには力を入れない磨き方をアドバイスします．歯肉退縮が著しい場合は，歯冠部に向けて歯ブラシを回転させて磨くよう指導するとよいでしょう（図5）．しかし，一度ついた習慣はなかなか改善されないことも多いため，患者さんによっては電動歯ブラシ（音波歯ブラシ）を推奨することもあります（図6）．

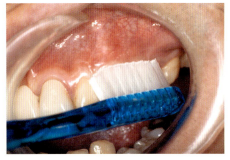

図5 歯肉退縮部位ではブラッシング法を改善することが必要
歯冠部に刷毛部を向けて歯ブラシを回転させるようにして磨くと歯肉のクリーピングが期待できる

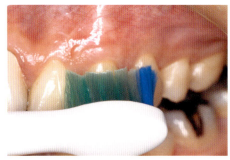

図6 ブラッシング圧が強い患者さんへの電動歯ブラシの応用
ブラッシング圧が改善できない患者さんには，歯ブラシ圧がコントロールしやすい電動歯ブラシを導入する場合もある

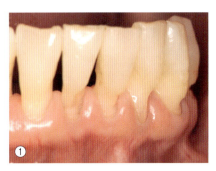 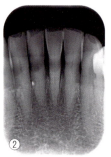 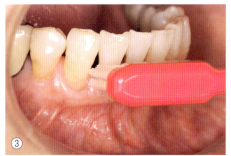

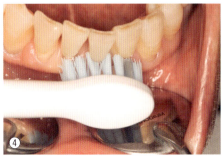 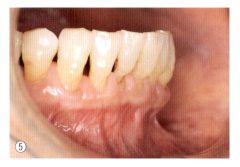

図7 不適切な歯ブラシ圧による楔状欠損
①不適切なブラッシングによる下顎前歯部唇側の楔状欠損　②同部位のX線写真
③手用ブラシで改善を試みたが，歯磨き圧のコントロールは難しかった
④手用歯ブラシから電動（音波）歯ブラシに変更し，ブラッシング圧のコントロールを行った
⑤電動歯ブラシ導入後5年，新たな欠損はない

Mail from Sweden 歯科衛生士・Lena Krok さんのブラッシング指導法

　歯科衛生士で歯科衛生士学校の講師を務めながら大学病院歯周病科で日常臨床をこなすLena Krokさんの診療を見学していたときのこと，歯ブラシ圧の強い患者さんに，「歯ブラシはこのように持って磨いてみて！」と人差し指と親指で歯ブラシの柄の端をつまんで持ち，患者さんの歯を磨いて見せていました（図8-①）．"こうやって指導するんだ！"驚いた私の顔をみて，「歯ブラシ圧自体を変えるのは難しいので，力が入りすぎないようにハンドルの持ち方を変えるといい」と説明がありました．歯ブラシ圧は習慣であるため，ベテランの歯科衛生士の指導であってもなかなか変えてもらうのが難しいようです．

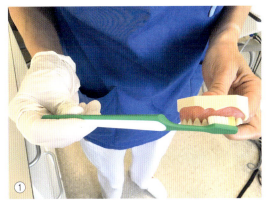
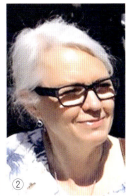

図8　Lenaさんのブラッシング指導
①歯ブラシ圧を軽減させる磨き方．歯ブラシの柄のなるべく端の部分を親指と人差し指で把持する
②Lena Krok さん

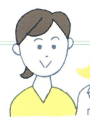

Lenaを紹介します！

　1982年に歯科衛生士になり，プライベートクリニック（開業歯科医院）に勤務したのちに大学病院勤務となったLenaさん．2002年までLindhe教授のもとで仕事をしながら，リサーチや企業とのコラボレーションも行ってきました．現在は，大学の職員として臨床に従事しながら，歯科衛生士学校の講師として後進の指導にあたっています．

　初対面の私にSRP後のペリオチャートをいきなり見せ，「SRPをしたのに，どうして歯周ポケットが深いままなのかしら？」「どうしてだと思う？」と……．矢継ぎばやの質問にうまく答えられなかったのをよく覚えています．あれから20年，彼女の仕事に対するひたむきさ，患者さんへの誠実な思いは変わりません．

　決しておごることなく，淡々と仕事と向きあう彼女．もちろん家族も大切にし，スウェーデン人らしく人生を楽しむことも忘れていません．まさに私にとってのスーパーハイジニスト！

Q 清掃用具は何を選びますか？

A 清掃用具としては，手用歯ブラシに加え，補助用の清掃器具（歯間ブラシ，シングルタフテッドブラシ，デンタルフロス）などを使用します（図9）[1]．

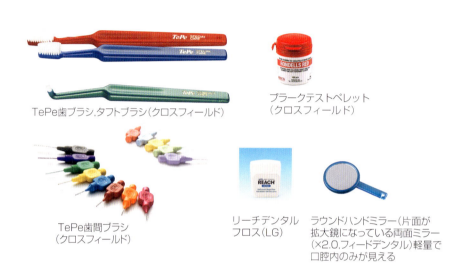

TePe歯ブラシ，タフトブラシ（クロスフィールド）

プラークテストペレット（クロスフィールド）

TePe歯間ブラシ（クロスフィールド）

リーチデンタルフロス（LG）

ラウンドハンドミラー（片面が拡大鏡になっている両面ミラー（×2.0，フィードデンタル）軽量で口腔内のみが見える

図9 当院で使用している清掃用具

手用歯ブラシ

歯ブラシのデザインによってプラーク除去効果に有意差はないといわれています．患者さんが購入しやすく，使いやすいものを選択します．歯周病の患者さんには，ヘッドがコンパクトで，軟らかすぎない一定の硬さのある歯ブラシを選ぶとよいでしょう．

歯間ブラシ

歯間空隙のある患者さんには必須アイテムです．歯間空隙の大きさに合わせたサイズを選択し，煩雑にならないよう多くても3種類までとします．治療の進行にともなって軟組織の形態が変わるため，サイズは定期的にチェックします．使用後は十分水洗して乾燥させます．

デンタルフロス

歯間隣接面の清掃に効果的です．歯間には歯ブラシが届かない部分がありますが，デンタルフロスを使用することで，その領域を清掃できます．また，歯肉の炎症の原因となるプラークを取り除く効果もあります．誤った使用で歯間乳頭部に亀裂や傷をつけることがあるので注意しましょう．

Clinical Point 歯間ブラシの選び方・使い方

①選び方

歯間ブラシは，ブラシ部分の直径が歯間空隙の大きさに合うものを選択します．適切なサイズの目安は歯間空隙にブラシを入れ，前後に動かしたときにわずかに抵抗があることです．

②持ち方・使い方

通常は頬側から挿入し，ブラシが歯に対して直角になるようにします（図10）．中心にあるワイヤーで歯根をこすらないよう注意します．挿入後は，歯肉に軽く押しつけるように前後に動かすと（4〜5回程度），毛先3mm程度が歯肉溝に入ります．臼歯部は挿入が難しいので，ブラシ部をすこし曲げて，わずかに口を閉じるようにすると，頬粘膜がゆるんで，挿入しやすくなります（図11）．使用後は，流水下でよく洗って乾燥させ，ブラシの部分が変形したら交換します．歯間ブラシには，通常，歯磨剤は付けませんが，必要に応じてフッ化物配合ジェルを使用することもあります．

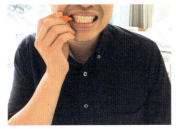

図10 歯間ブラシの持ち方
人差し指と親指で把持し，残りの指は顎に置いて固定させると使用しやすい

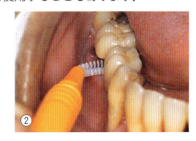

図11 歯間ブラシの使用
①臼歯部はすこしワイヤーを曲げ，彎曲をつけると歯面にフィットする
②術者は歯間空隙の大きさに合わせたサイズを確認し選択する

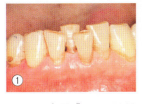 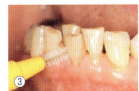 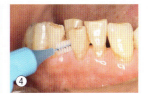

図12 歯間ブラシの誤用
①誤ったサイズの歯間ブラシを使用したことで隣接面が削れてしまった
②同部位のＸ線写真　|2の遠心に歯間ブラシの誤用による欠損が確認できる
③患者さんは実際の歯間空隙より大きなサイズの歯間ブラシを使用していた
④適切なサイズを確認し，小さいものに変更した

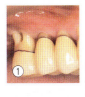 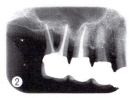 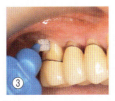 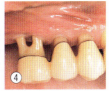

図13 歯周外科処置（トンネリング）後の歯間ブラシの使用
トンネリング後に根分岐部の軟組織が上がるのを防ぐため，歯間ブラシをすこし強めに歯肉に押しつけるように使用する（歯間ブラシのワイヤーにすこし丸みをつけるとよい）
①口蓋根の抜去，頬側根トンネリング後の6|　②同部位のＸ線写真　③根分岐部に歯間ブラシを挿入
④術後18年経過．軟組織の形態は維持され，根面齲蝕もない

シングルタフテッドブラシ

　最後臼歯遠心，臼歯舌側面，根分岐部の入口，孤立歯，インプラントなど磨きにくい部位に使用します（図14）．毛先の長さはさまざまなものがあり，根分岐部病変Ⅱ，Ⅲ度がある場合などは到達性を考慮して毛が長いタイプのものを選択します．選択のポイントは毛先が到達し，プラークを除去できるかどうかです．

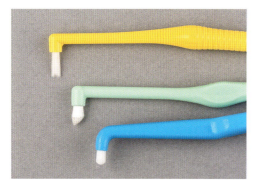 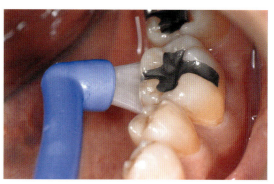

図14　シングルタフテッドブラシの応用
臼歯部舌側など通常の歯ブラシでは磨きにくい部分に応用する．歯の形態によっては毛先が長いブラシを選択する

電動（音波）歯ブラシ

　忙しくブラッシングがなかなかできない患者さんや手用歯ブラシでうまく磨けない患者さん，歯ブラシ圧が強い患者さん，インプラント・矯正治療中の患者さんに導入しています（図15）．

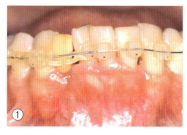 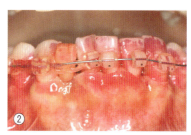 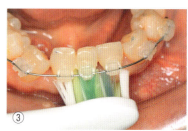

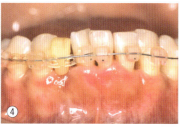

①歯周治療後，矯正治療を始めた
②染め出しをすると，矯正器具が入っているため手用歯ブラシではプラークコントロールが難しくなっていた
③手用歯ブラシではうまくブラッシングができなかったため，電動（音波）歯ブラシを導入
④電動歯ブラシによりプラークが除去された．染め出しをしてもプラークが染め出されない

図15　矯正治療中の患者さんへの電動（音波）歯ブラシの応用
導入時には必ず取り扱い方法を説明，実際に使い方をデモンストレーションし，患者さんにその場で使用してもらう．使用後はブラシ部分を十分水洗し，乾燥するよう伝える

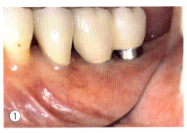 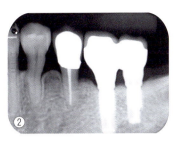 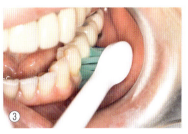

①6⏌7相当部にインプラントが埋入されている．周囲に角化層が存在せず，清掃性を考慮して，アバットメントを露出させている

②同部位のX線写真

③インプラント部位に電動歯ブラシを応用する

図 16　インプラント部への電動歯ブラシの応用
インプラント症例では，特にアバッドメントやスレッドが露出している場合などで，電動歯ブラシが有効．角化層が十分でないケースでも軟組織への刺激を軽減するために勧められる

Q どのようなブラッシング方法を勧めていますか？

 いろいろなブラッシング方法がありますが，プラークの除去率に差異はないとされています．

　当院では歯ブラシの柄を握り，毛先を歯と歯肉の境目に45°に当て，隣接面に入れ込むように，前後に小さくやさしく動かすブラッシング方法をおもに指導しています（図 17，バス法変法）．

　患者さんには，**1日1回理想的なブラッシングができるとよいこと**を伝えます．多くの患者さんは1日2〜3回磨かれていますが，そのうち1回（特に就寝前）はていねいに磨いていただきます．効率よくブラッシングができればよいので，長時間のブラッシングは勧めていません．

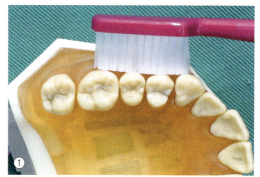
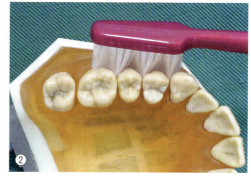

①②歯ブラシの毛先を歯と歯肉の境目に45°に入るように当て，前後に小さく動かして磨く

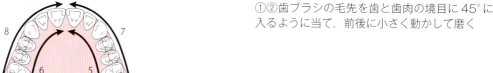

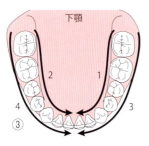

③習慣化のため，磨きにくい臼歯部から始めるなど，磨く順番を決めてもらうとよい（図の磨き方は唾液の影響を受けにくい順番）

嘔吐反射のある患者さんでは，上顎の口蓋側や下顎の最後臼歯の舌側は，嘔吐反射が出やすいので最後に磨く

図 17　SDC で勧めているブラッシングの方法

なかなかブラッシングが上達しない患者さんへの対応は？

A 習慣を変えることは簡単ではないので，気長にモチベーションと口腔衛生指導を行います．

　患者さんによって上達のスピードはさまざまで，すぐに上手になる患者さんもいれば，半年後にできるようになる患者さんもいます（図 18）．口腔衛生指導を熱心に行いすぎると患者さんがうんざりして聞く耳をもたなくなることがあるため，一時的に口腔衛生指導を中止して術者によるプロフェッショナルケアのみを行い，しばらく間をあけて再び口腔衛生指導を行うこともあります．まずは継続的に来院していただき，モチベーションの機会を増やすことが大切です．

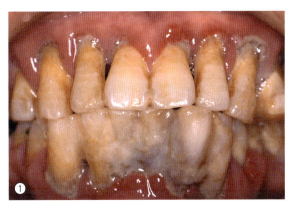 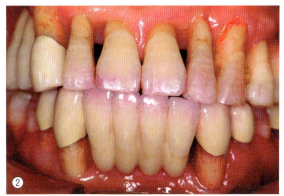

図18 プラークコントロールが苦手な患者さん
①全顎的に歯石とともに多くのプラークが認められる
②治療中にモチベーションを何度も行ったところ，最終検査時にはプラークスコアが10％以下に改善された

Clinical Point　なかなかブラッシングが上達しない患者さんへの指導のポイント

①第1回目は，小さいことから始める

　最初は簡単にできることから始め，できたら指導内容を追加していきます．たとえば，ブラッシングが簡単にできる部位から始め，実際に鏡で見せながらプラークを落とすのは簡単だということをやって示すとよいでしょう．最初の指導はなるべく短い時間で終了するようにします．

②決めつけない

　「この人はやる気のない人だ」と決めつけず，「いつかやる気を出してくれるはず」と考え，前向きに話し合います．すこしでも口腔内の状態が改善するとモチベーションが高まり，次の段階に進みやすくなります．患者さんのやる気を高める方法を考え，相手の関心ごとを優先させます．術者の対応により，患者さんの反応は変わります．

③1度の説明で患者さんが100％理解することはほとんどない．
　患者さんを尊重する気持ちを大切に！

　患者さんに理解していただくためには，何度も説明することが必要です．言葉のつかい方や（なるべくポジティブな表現をつかう，目上の方の場合は命令形にならないように，あくまでサポートする側に徹する），伝達時に表情豊かに伝えることも大切です．患者さんのなかには，あまり人の話を注意深く聞いていない方もいます．理解しているかを確認しながら，個々の患者さんに合った説明をします．

④評価や批判はしない

　評価や批判をされるとやる気がなくなることがあります．なるべく患者さんの努力を認めて，励まし，すこしのことでもほめるようにします．

⑤患者さんが"やらされている"と受け取るのではなく，自ら積極的に動けるように促す

　指導するときは，相手に選択権をもたせて，アドバイスはしても押しつけず，相手に判断してもらいます．

　プラークコントロールが改善しないのは，患者さん自身に責任があると決めつける前に，術者側に問題点がないかを考えます．なぜ指導がうまくいかなかったのか，説明の仕方に改善の余地がないか，どのような言葉をかければ患者さんが行動を起こそうとするのか．自主的な行動を促し，患者さんの感情面にも配慮した指導を行いましょう．

💬 Conversation1　患者さんから質問を受けた場合

うがい薬は歯周病に効かないんですか？

歯科衛生士A
確かに，いろいろな種類が売られていますね**（患者さんの質問を受け止める）**．
原因になるプラークは，うがいではとれないんですよ．細菌のまわりにバリアがあって中まで浸透するのは難しいです**（理由）**．市販されているものは，濃度も薄いですしね．逆に濃度が濃いと，微弱な常在細菌は死んでしまい，お口の中の細菌のバランスも変わってしまいます．ブラッシングできれいに磨いた後に使うのはよいですよ**（提案）**．

歯科衛生士B
うがい薬のことはあとでよくお話ししますね．まず歯ブラシの使い方から説明しますね**（術者の伝えたいことを優先させている）**．この歯ブラシですがこれはいいですよ．磨きやすいですし……**（一方的に説明する）**

　歯科衛生士Aは，患者さんの関心ごとに答えながら，ブラッシングの効果について説明しています．一方，歯科衛生士Bは，患者さんの質問は後回しにして，自分が伝えたいことを優先しています．歯科衛生士Bの答え方だと，患者さんは消化不良となって次の話を聞かなくなり，自分からの質問も控えてしまいます．

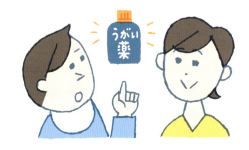

💬 Conversation2　患者さんの自主性を促す会話

いつ歯を磨きますか？

朝起きてからが多いですが，日によって違います．

朝は磨きやすいんですね**（患者さんの置かれた環境や立場を理解する）**

でも，朝はゆっくり磨く時間なんてないし……

そうですか，朝はゆっくり磨けなくても1日1回ていねいに磨ければいいんです．特に寝る前は，効果的ですよ．寝ている間に唾液が減って細菌が増えやすいんです(**アドバイスをする**)

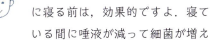

へぇー！ あっ，そうね，お風呂に入るときにできるかしら？

いいですね．挑戦してみますか？磨けるようになるときっとお口の状態がすっきりしますよ(**励ます**)

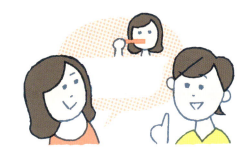

Clinical Point
ブラッシング指導のポイント「よいところをみつけて次のステップへ」

　染め出しは，仕事などで不都合がある場合があるため，必ず患者さんの同意を得たうえで行い，口腔内を鏡で見せてどこを磨かなければいけないのかを示します．前回，磨き残しがあった部位を確認し，できていれば患者さんの努力を認めてから，新たに磨き残しがあった部位を示します．ほとんどの患者さんは，来院までの間に努力しています．その努力を評価せずに次に進むと，患者さんのモチベーションは下がってしまいます．仮に磨けていなくても，よい点をみつけて，「ほめる」ことが大切です．

　ほかに磨き残しがあれば，実際にその部分をブラッシングしてみせて，患者さんにも行ってもらい，患者さんがうまくできた時点で終了します．治療期間中もプラークコントロールができているか，リスクの高い部位は特に入念にチェックをします．

　大切なのはテクニックではなく，患者さんが自分の病気を理解して治療に参加しようとする積極的な意欲をもつことです．それさえもっていれば患者さんは必ず磨けるようになります．

Q 患者さんの口腔内のリスクごとのブラッシング指導のポイントを教えてください

Case 1　歯周病に対するリスクが低いがプラークの残存がみられる患者さん

・患者：男性，58歳
・全顎のPPDは3mm以下，臼歯部舌側に出血がみられる

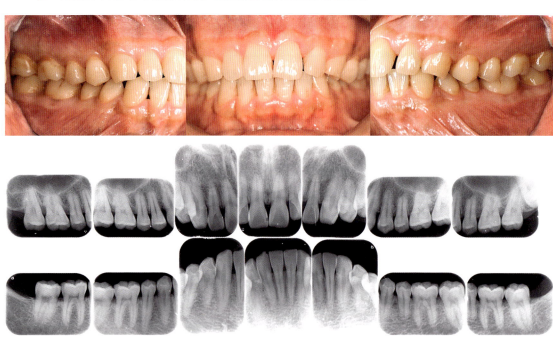

INITAL EXAMINATION
PERIODONTAL CHARTING

Pℓl：～40%　　BI：～18%

Tooth	Probing Depth				Furc inv	mob
	m	b	d	l		
17						
16						
15						
14						
13						
12						
11						
21						
22						
23						
24						
25						
26						
27						

Tooth	Probing Depth				Furc inv	mob
	m	b	d	l		
47						
46						
45						
44						
43						
42						
41						
31						
32						
33						
34						
35						
36						
37						

図19　歯周病に対するリスクが低い患者さん
①口腔内写真．歯肉が引き締まり，肉眼では炎症像がみられない
②X線写真からも骨欠損は認められない
③ペリオドンタルチャート．全顎的にPPDは3mm以下だが臼歯部舌側面，隣接面に出血が認められた
（3mm以下のPPDは記載なし．また，初診時は出血はBIとして%のみを記載☞p.30参照．以下同）

Case 1

この患者さんは，58歳，男性．「ときどき歯を磨くときに出血する」を主訴に来院されました．これまで齲蝕や歯周病にかかったことがないことが自慢で，自分の口腔内に自信をもっているようでした．

この症例の問題点

1. 齲蝕や歯周病のリスクは低いがプラークスコアが高い
2. 臼歯部の舌側面と隣接面に出血がみられた
3. 齲蝕や歯周病の既往がなかったため，患者さんの疾病に対する理解が十分ではない

具体的な対応は？

1. プラークが付着しているのが歯肉の出血の原因だということを伝える
2. 染め出しを行い，隣接面に歯ブラシを届かせるようなブラッシングとデンタルフロスの使用をアドバイスする
3. この年齢まで口腔内に大きな問題がないためブラッシング習慣を大きく変える必要はないが，臼歯部や隣接面が上手く磨けるようにアドバイスした

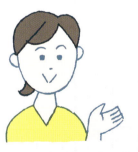

口腔内のリスクが低い患者さんに対しては，さらに健康意識を高めてもらうようなアドバイスを心がけましょう！

Case 2　歯周病・齲蝕の両方のリスクが高い患者さん

- 患者：男性，65歳
- 臼歯部に病的ポケットが存在し，多数歯に充塡物がある

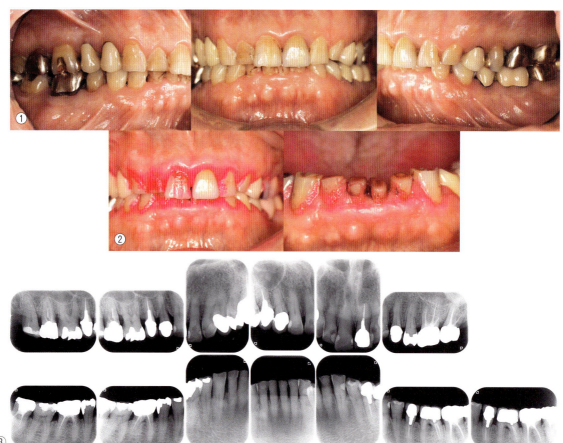

図20　歯周病に対するリスクがあり，齲蝕がある患者さん

①口腔内写真．隣接面や臼歯部に充塡物や補綴物がみられる
②染め出し後．歯肉辺縁・隣接面にプラークが残存している
③X線写真．隣接面に充塡物があり補綴歯が多数存在する
④ペリオドンタルチャート．臼歯部に深い歯周ポケットが存在し，出血も認められた
（3 mm以下のPPDは記載なし）

Case 2

　65歳，男性．歯周病と齲蝕の両方のリスクが高い患者さんです．いままで何件もの歯科医院を受診され，何度も歯科治療を受けましたが，疾病についての説明はありませんでした．

この症例の問題点

1. 臼歯部の舌側面と隣接面に出血，深いPPDがみられる
2. 多数歯に充塡物・補綴物がみられる→カリエスリスクが高い
3. ブラッシングに熱心ではなく，プロケアを受ければ大丈夫と思っている
4. 晩酌の習慣があり，そのまま寝てしまう．甘い物が好き

具体的な対応は？

1. 染め出しを行い，プラークの付着が齲蝕や歯周病の原因になることを説明，理解を求める
2. 齲蝕の治療．プラークコントロールがしやすいよう補綴物の形態を修正．なるべく簡単に使用できる補助清掃用具を導入
3. ご自身のセルフケアに効果があることを強調．まずは継続して来院してもらうことが大切なので，セルフケアができていないところはプロケアでサポートする
4. だらだら食いはやめ，就寝前は必ず歯磨きをしてもらうようにアドバイスする

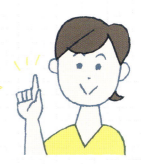

まずは，プラークの付着が齲蝕や歯周病の原因となることを理解していただき，継続した来院でプロケアと口腔衛生指導を繰り返し行いましょう！

Case 3　歯周病のリスクが高く，プラークコントロールが不良の重度歯周病患者さん

・患者：男性，60歳

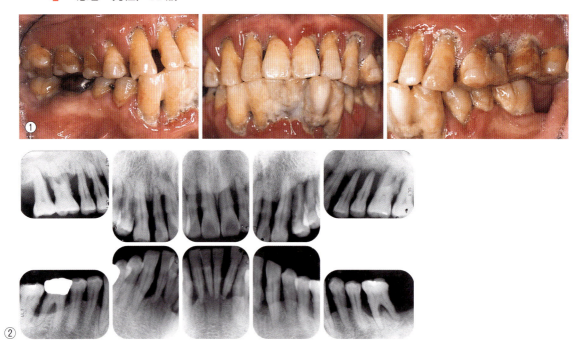

INITAL EXAMINATION　　　　　Pℓl：100%　BI：100%

Tooth	m	b	d	l	Furc inv	mob
17	9	6	7	7	d-Ⅱ	1
16	8	7	8	6	mb-Ⅱ	1
15	6	8	9	6		1
14	9	5	9	6		
13	8	6	8	6		
12	8	6	8	6		2
11	8	6	8	6		1
21	8	6	8	6		1
22	6	4	5	4		2
23	8	9	9	6		2
24	APEX					3
25	APEX					3
26	8	12	11	6	Ⅲ	
27	6	6	6	6	b-Ⅱ	

Tooth	m	b	d	l	Furc inv	mob
47	11	11	6	6		
46	6	4	9	6	bl-Ⅱ	
45	6	4	6	4		
44	6	4	6	4		
43	8	7	9	8		1
42	APEX					3
41	APEX					3
31	APEX					3
32	APEX					3
33	6	6	6	6		1
34	8	7	7	6		
35	6	5	5	4		
36	8	7	7	7	bl-Ⅱ	2

APEX…歯周組織の喪失が進み，プローブが根尖に達している状態

図21　歯周病のリスクが高い患者さん
①口腔内写真．歯面に多量のプラークの付着と歯肉の腫脹・発赤・排膿がみられる
②X線写真．ほとんどの歯で歯周支持組織の喪失が歯根長の1/2以上に及んでいる
③ペリオドンタルチャート．全顎にわたりPPD>6 mm以上で出血が認められる．動揺度2度以上，根分岐部病変Ⅱ度もしくはⅢ度の歯が存在する

Case 3

　患者さんは，60歳，男性．医療従事者．歯周病のリスクが高いにもかかわらず，プラークコントロールが非常に悪い状態でした．患者さんは歯を磨くと抜けてしまうと考えており，「歯が抜けるので歯石を取らないでほしい」とおっしゃっていました．

この症例の問題点

1. 進行した歯周病にもかかわらず，全顎的にプラークコントロールが著しく不良
2. 患者さんは歯を磨くと抜けてしまうと考えている（歯周病についての正しい知識がない）

具体的な対応は？

1. 歯周病の原因や治療法を繰り返し説明する
2. 一度に多くのことを伝えるのではなく，段階的にアプローチをする
   - 基本的な歯の磨き方を伝え（歯間ブラシは必ずマスターする），その後に部位別の指導を行う
   - 治療に入ると軟組織の形態が変わってくるため，形態に合わせた補助清掃用具の使用を指導する（図22-①）
   - 手用歯ブラシでうまく磨けない場合は，電動（音波）歯ブラシを導入（図22-②）

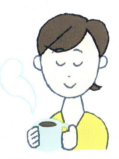

できたことを褒め，
すこしずつ歯肉の状態がよくなっていく
ことを実感していただきましょう！

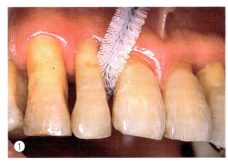
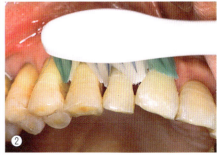

図22　ブラッシング指導の様子

Case 4　歯根面が露出した患者さん

・患者：男性，35歳

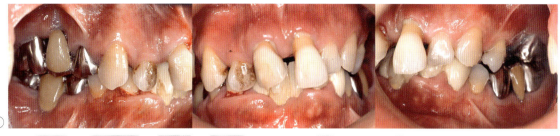

①

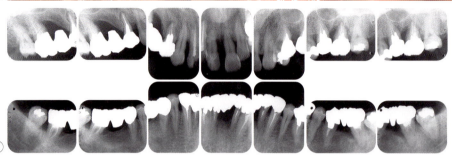

②

INITAL EXAMINATION　　　　　　　Pℓl：100%　　BI：86%

Tooth	m	b	d	l	Furc inv	mob
18	6		4			
17	12		6	12		
14	6		4			
13	9		9	8		
12	4	4	6			
11	9	7	8	8		
21	10	4	8	9		
22			4			
23						
24			7			
25		6	9	9		
26					III	
27	6					

Tooth	m	b	d	l	Furc inv	mob
48	9			4		
47	9		9			
45		4	5			
44						
43	6	6	7			
42	5	6	6			
32			6			
33	6					
34						
35	4		5			
37	6		4			
38	6					

（3 mm以下のPPDは記載なし）

③

図23　歯根面が露出した重度歯周病の患者さん

歯の移動がみられ，歯根が露出している．歯周病のコントロールをしている間に次々に齲蝕ができた

①口腔内写真．歯の移動により，正中は離開し歯列不正がみられる．下顎前歯に歯石が沈着し，歯肉は腫脹している

②X線写真．補綴物が多数みられる．5本以上の歯の喪失があり，欠損部位にはブリッジが装着されている．歯周支持組織の喪失は，歯根長の1/3を越えている歯が多い

③ペリオドンタルチャート．PPD≧6 mmの部位が多く，BIは86%，プラークスコアは100%

Case 4

35歳の男性，重度の歯周病のため歯の移動がみられ，歯周治療後には歯根の露出がみられました．

この症例の問題点

- 重度の歯周病かつ多数歯に齲蝕治療がなされている
- 歯周治療後，さらに歯根面が露出した（図24，根面齲蝕のリスク増大）

具体的な対応は？

- 露出した歯根面は歯冠部に比べ齲蝕になりやすいことを理解してもらう（補助清掃用具を用いて特に念入りに清掃する）
- 歯と歯肉の境目，隣接面，露出した歯根面，修復部のマージン部を特に念入りにプラークコントロールするように伝える
- フッ化物を応用（図25）
- 必要に応じて食生活指導（炭水化物，糖，デンプンを多く含む食品についての摂取方法/回数と時間）を行う

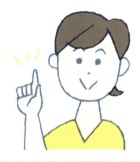

> 歯周治療で歯周組織が改善できた後も，露出した根面の齲蝕予防が必要です．歯根面，修復物のマージン部のブラッシングにも注意しましょう！

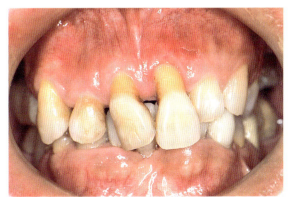

図24　歯周治療後
炎症は消失したがさらに歯根面が露出した

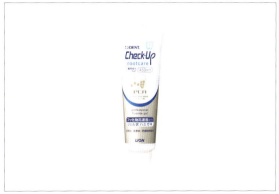

図25　歯根面が露出している患者さんに勧めている歯磨剤
Check-Up rootcare（ライオン歯科材）

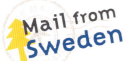 **Mail from Sweden　すべての患者さんは磨けるようになる！**

　私（弘岡）がスウェーデン留学時代に痛感したのは，患者さんに"磨き方を教える"ことよりも動機づけがブラッシング指導のキーになるということです．これは，歯科衛生士のMariaさん（p. 18参照）から教わったことです．

　あるとき，国外からスウェーデンにやってきた女性が大学のクリニックに来院されました．彼女の出身国では歯科治療へのアクセスが悪く，彼女自身もこれまで歯科治療を受けた経験がないとのこと．なるほど，口腔内の清掃状態は著しく悪く，通常の口腔衛生指導ではなかなかプラークスコアが下がりませんでした．クリニックではプラークスコアが20％以下にならないと歯周治療を行えない決まりがあり，担当教授からも「あの患者さんは……」とさりげなくフェードアウトを指示されました．

　しかし，繰り返し歯周病の原因を説明し，なぜ歯を磨かなければいけないかを熱心に説明しつづけたところ，ある日を境にピカピカの口腔内で来院されたのです．それまでブラッシング指導を受けたことがなかったのが，正しい知識が伝わったことで健康観ががらりと変わったというわけです．

　この経験からも，私は，すべての患者さんは必ず磨けるようになると考えています．そのためには，患者さんができなかったことを非難するのではなく，「なぜ伝わらなかったか」を反省し，解決策を探ることが大切と考えます．

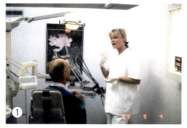
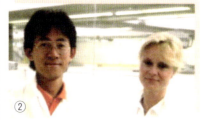

図26　動機づけがブラッシング指導のポイント
①患者さんにブラッシングの必要性を伝える歯科衛生士のMariaさん．患者さんに正しい知識を伝えることがブラッシング向上のポイント
②留学時代の弘岡とMariaさん

Dr.Hirookaのアドバイス

一歩一歩アドバイスをしていこう！

　歯周病で歯科医院に来院される患者さんの多くは，プラークコントロールに問題を抱えています．歯科衛生士はそのような患者さんにブラッシング指導を行いますが，いままでのブラッシング方法を急に変えるのは難しいため，1つひとつ改善すべきところをアドバイスしていきましょう！　また，治療が進むにつれ，軟組織の形態が変わってくるため，その変化に対応した清掃補助用具を提案することも重要です．

　日本人の多くは手先が器用なため，どの方でもいずれ磨けるようになります！　前向きに取り組んでいきましょう．

Chapter 6

SRPを効果的に行うためには？

Q SRPを行う前にどのようなことが必要ですか？

A SRPを行う前に，患者さんに継続した歯肉縁上のプラークコントロールを行っていただくことが大切です．

　どんなに完璧にSRPを行っても，患者さんの歯肉縁上のプラークコントロールが不十分であれば，深い歯周ポケットの歯肉縁下の細菌叢はすぐに術前の状態に戻ってしまうことがわかっています[1]．**SRPを効果的に行うためには，手技ももちろん大切ですが，術後，患者さんが継続した歯肉縁上のプラークコントロールを行うことが鍵となります**．そのため，歯肉縁上は患者さん，歯肉縁下は術者が分担してインフェクションコントロールを行うことを理解していただくことが大切です（図1）．

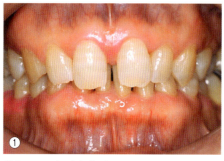
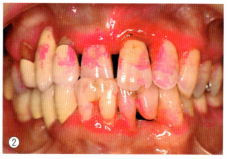

①SRPにより炎症がコントロールされ，健康が回復された重度歯周病患者の口腔内．染め出してもプラークの磨き残しはほとんどみられない

②再発を繰り返す重度歯周病患者の口腔内．麻酔下でSRPを繰り返したにもかかわらず，深いPPDとBOPがみられた．ブラッシングが不十分で，染め出すと磨き残しが多い

図1　SRPにおけるプラークコントロールの重要性
炎症のコントロールは，患者さんの良好なブラッシングと適切な器具操作によるSRPの両方を行うことではじめて効果がみられる

歯肉縁上のプラークコントロールは患者さん，
歯肉縁下は歯科衛生士が役割分担して担うことを理解していただきましょう！

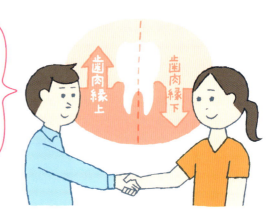

SRPを効果的に行うためには？ 6

Clinical Point　SRPに関連する用語[2]

● スケーリング
プラークと歯石の歯面からの除去を目的とした操作（プラークと歯石がターゲット）

● ルートプレーニング
歯石および軟化セメント質を除去し，根面を滑沢にする操作（汚染されたセメント質がターゲット）

● ルートデブライドメント（根面デブライドメント）
意図的に歯質を除去することなくプラークまたは歯石を歯根面から取り除くこと

Q SRPではどこまでアプローチをしますか？

A オーバーインスツルメンテーションにより，セメント質のみならず象牙質を過剰に除去することは避けましょう．

　SRPでどこまで歯根面にアプローチするかについては，さまざまな議論がなされてきました．1980年代に，歯周病菌の外膜に存在する毒素であるエンドトキシンがセメント質深層まで浸透しないことがわかり，「セメント質の除去の必要性」について疑問視されるようになりました．本来はセメント質を除去する必要はありませんが，SRP時にセメント質と象牙質の区別をつけることは難しいため，**臨床的には根面を傷つけないように歯石とプラークを歯根面から除去することを意識して行います**． 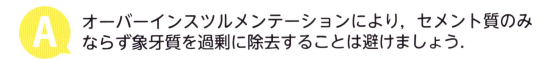 『Dr.弘岡に訊く臨床的ペリオ講座　スカンジナビアンアプローチの実践』p.101　3章「3. セメント質を除去する必要はあるのか」参照

Mail from Sweden　SRPについての考え方

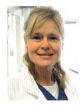

　歯科大学で臨床講師をしている歯科衛生士のMariaさん（p.18参照）に，現在のスウェーデンでの「SRP」の捉え方について質問してみました．
　「現在は，以前のようには歯根面を滑沢にするような積極的なSRPは行っていません．歯根の表面に焦点をあて，プラークや歯石のみを除去するようにしています．そのためには，術者が適切な器具を選択することが極めて大切です．重要なのは，患者さんに痛みを与えずに，歯周ポケットの底部から付着物を取り除くこと．歯肉縁下の細菌叢を変化させ，口腔内の環境を整えることがポイントです」

SRPで使用する器具は何を選択しますか？

A 日常的に使用するインスツルメントは，種類が多いと繁雑になるため，必要最低限のものを効率よく使用します．

手用スケーラー

選択の一番のポイントは，細菌の活動部位であるポケット底部に器具が到達し炎症を効率よくコントロールできるかどうかです．そのため，インスルメントは，把持しやすく，かつSRP時にポケット底部までアクセスできるデザインやブレードの大きさのものを選択します（図2）．

グレーシータイプにはさまざまなものがありますが，スウェーデンデンタルセンター（SDC）ではおもに，臼歯部近心用（#11-12）と臼歯部遠心用（#13-14）の2本を使用しています（図2-①, ③）．上顎小臼歯近心の陥凹や下顎前歯部舌側などの解剖学的形態により器具の到達性がよくない部位では，補助的にブレードの小さいミニサイズを選択します（図2-②, ④）．根分岐部の入り口が広く，キュレットが挿入できる場合は，両刃のユニバーサルキュレットを追加で使用します（図2-⑤）．

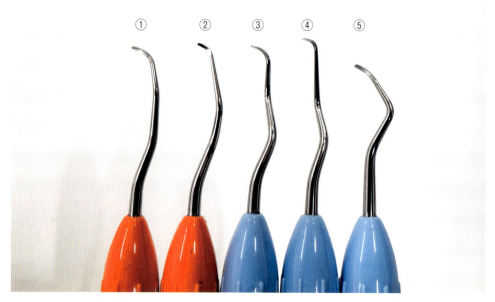

図2　SDCでおもに使用している手用スケーラー
①LM グレーシーキュレット #11-12（XSi）
②LM グレーシーキュレットミニ #11-12（XSi）
③LM グレーシーキュレット #13-14（XSi）
④LM グレーシーキュレットミニ #13-14（XSi）
⑤LM コロンビアキュレット #13-14（XSi）
＊すべてLMインスツルメント（白水貿易）

上記は臼歯部用のインスツルメントだが，SDCでは器具を必要最低限とするため，臼歯部以外にも応用している．使用の際は，第1シャンクが歯軸に平行になるように注意する

超音波スケーラー・エアスケーラー

超音波スケーラーと手用スケーラーの比較では，バイオフィルムの除去に差はないことがわかっています．症例に合わせて，両器具の利点と欠点を考慮し併用します．

通常は，プローブでポケット底部の位置を確認後，手用スケーラーでポケット底部から SRP を始めます．そうすることでポケット底部の軟組織がある程度広がり，その後に使用する超音波スケーラーのチップの振動が先端部まで伝わりやすくなり，効果的に SRP を行うことができます．また，ポケット内からの振動に伴う水流によって，残存物を洗い流す効果が期待できます．しかし，たとえば，歯肉縁上に歯石が多量に付着しているときは，まずは超音波スケーラー・エアスケーラーで大きい歯石を除去するとよいでしょう．根分岐部や隣接部が狭く通常のキュレットで到達できない場合も，超音波スケーラーかエアスケーラーを先に使用します．

SDC では，ピエゾ（電歪）型・マグネット（磁歪）型の両方の超音波スケーラーを使用しています（図 3）．マグネット型はランダムな方向へチップが振動し，ピエゾ型はまっすぐ一直線に振動するので，この特徴を知って器具を選択することが大切です（図 12 参照）．根分岐部では，根の離開度にもよりますが，振動方向を考慮してマグネット型を選択することがあります．

チップは多種類ありますが，歯周基本治療では歯石を除去するため，高出力で，断面が四角く太めのチップを選択します（図 4）．

ピエゾ（電歪）型

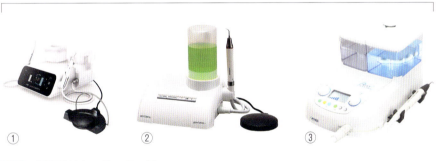

マグネット（磁歪）型

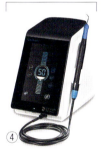

① ② ③ ④

図 3　超音波スケーラーの一例
①バリオスコンビ（ナカニシ）
②グランピエゾ（ヨシダ）
③スプラソン P-MAX 2（白水貿易）
④キャビトロンタッチ（デンツプライ三金）

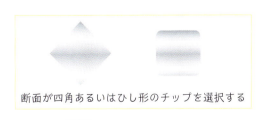

断面が四角あるいはひし形のチップを選択する

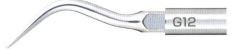

図 4　歯周基本治療でおもに使用する超音波スケーラーのチップの一例
（ナカニシ　バリオス用，G12）

Q 器具はどのように持って動かしたらよいですか？

A 正しい持ち方・動かし方をマスターしましょう．

手用スケーラーの持ち方・当て方

モディファイドペングリップ（執筆状変法）で把持し，親指と人差し指の間をすこし開けます（図5）．インスルメントを正しく把持することで，SRPを適切に行うことができます．

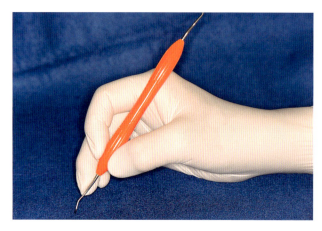

図5 手用スケーラーの把持
モディファイド・ペングリップ（執筆状変法）で把持し，親指と人差し指の間をすこし開ける．こうすることで，ハンドルをすこしずつずらす動きが可能になり，歯根面にブレードの先端部を適合させることができる

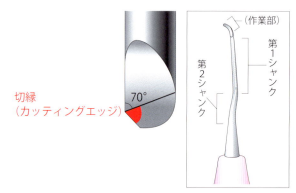

①グレーシーキュレットの構造
（各社でカッティングエッジは多少異なる）

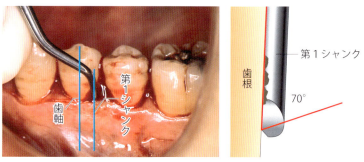

図6 グレーシーキュレットの構造と歯根面への沿わせ方

②グレーシーキュレットではフェイスと第1シャンクのなす角度が70°になっており，第1シャンクが歯軸と平行になったときに正しい作業角度となるよう設計されている

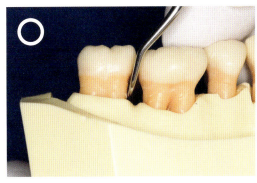
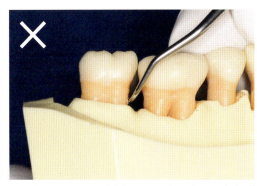

○ 第1シャンクが歯根面と平行になっている

× 第1シャンクが歯根面と平行になっておらず開いている

図7 グレーシーキュレットの歯面への当て方

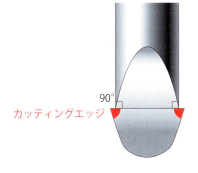

図8 ユニバーサルキュレットの構造
両刃となっており，SDCではおもに根分岐部に使用している

手用スケーラーの動かし方

垂直方向を基本とし，刃先が届かない部位には斜め方向（頬舌面など），水平方向（ポケットが深くて狭い部位）を併用します（図9）．水平方向は歯周組織を傷つけるリスクが高いため習熟してから行うようにしましょう（図9-③）．

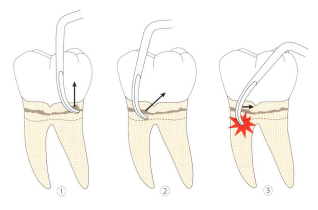

図9 ストロークの仕方
垂直方向（①）を基本とし，斜め方向（②），水平方向（③）を併用する．水平方向は歯周組織を傷つけるリスクが高いため習熟してから行う

超音波スケーラーの持ち方

手用スケーラーと同様，モディファイドペングリップ（執筆状変法）で把持します（図10）．

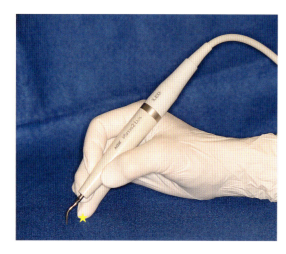

図10　超音波スケーラーの把持の仕方
モディファイドペングリップで把持する．レストはなるべく施術する部位に近い歯の切端に置く（★）

超音波スケーラーの動かし方

プローブでポケット底部の位置を確認した後，チップの先端をポケット底部まで入れて，2～3 mmの幅で前後（図11-①）あるいは斜め（図11-②）に動かしながら歯冠方向にオーバーラップするように移動していきます．歯石やプラークが除去できるまで繰り返し動作を行います．超音波スケーラーのチップは歯面の確認が難しいので深針やプローブでひっかかりがないか確認します．

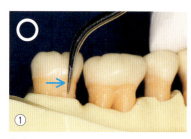 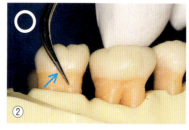 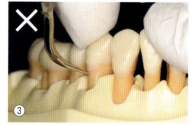

①歯面から離れないように水平にチップを動かす

②チップの側面が歯根面から離れないように歯面に沿わせ，斜めに動かす

③歯根面に対してチップの尖端を直角に当てない

図11　超音波スケーラーの動かし方

Clinical Point 超音波スケーラーの使用上の注意

①使用する機種をチェックしよう

　機種によって使用方法が異なり，歯面に対してチップをフェザータッチで当てて使用する機種と，逆に歯石などがあるときに強めに当ててもチップの先端の振動を自動的に機械が調整する機種があります．また，ピエゾ型とマグネット型ではチップの振動方向が異なるので注意します（図12）．医院で使用する機種について熟知しておく必要があります．

②使用前に注水を確認！

　超音波スケーラーは使用時に発熱するため，注水することで熱を軽減させます．使用前に，口腔外で注水がチップの先に十分届くか確認しましょう（図13）．術中はチップの先端につねに注水が十分届くよう注意し，バキュームを使用する場合は，近づけすぎないように気をつけます．一人で行う場合，排唾管を併用しましょう．

③根面を傷つけないチップの当て方

　根面へのダメージを避けるため，チップの角度が歯面に対して0°～15°以内となるように当て，歯根面からチップが離れないように注意します（図14）．

④肝炎などの感染症がある方への対応

　肝炎などの感染症がある場合は，エアゾル*が飛沫するため手用器具のみで行います．

*エアゾル：空気中に浮遊する固体や液体の粒子．その大きさは目で見える数mmの砂塵から数nm（原子の大きさの数十倍）にも及ぶ．ヒトの一呼吸で数百万個のエアゾル粒子が肺に入り，その一部は体内に取り込まれる

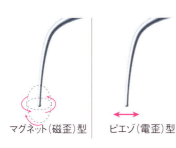

図12　チップの動き

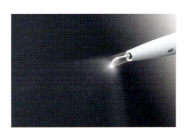

図13　注水の確認

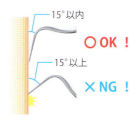

図14　チップの角度
超音波・エアスケーラーのチップの先を垂直に当てると根面に傷をつくってしまうので注意する

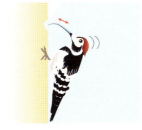

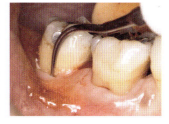

Mail from Sweden 術前の準備と器具の使い分け

　イエテボリ大学歯周病科で働く歯科衛生士 Lena さん（p.57 参照）の SRP を見学したときのこと．Lena さんは必ず患者さんが来院する前に電子カルテで患者さんの情報をチェックしてから器具を準備し，手用スケーラーのシャープニングを済ませておくと教えてくれました．ほんの数分の間に手際よく準備をしていることに感銘を受けました（図 15）．

　また，超音波スケーラーと手用スケーラーを併用しますが，基本治療の SRP では，歯面を確認しながら行うため，おもに手用インストルメントを使用していました．スウェーデンでも超音波スケーラーが普及しており，簡単に使用できるうえ時間の短縮になるといわれています．しかし，彼女はいまでも手用スケーラーは効果的に SRP を行うために欠かせない器具と考え，深い歯周ポケットでは超音波スケーラーのみで済ませることはないと説明してくれました．

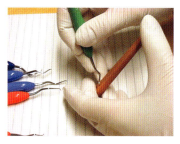

図 15　患者さんの来院前にシャープニングを済ませる

Q シャープニングはどのように行いますか？

A 効率よく SRP を行うためには，スケーラーのブレードはつねに鋭利になるよう適切なカッティングエッジに整えておく必要があります．

　SDC ではシャープニングストーンは，スピーディーにシャープニングができるインディアストーンを選択しています（人工石のため潤滑油が必要）．通常，グレーシーキュレットのブレードは第 1 シャンク（ローワーシャンク，ワーキングシャンク）に対して約 70°の角度で設定されています．当院ではストーンを固定し，キュレットのフェイスとストーンを一定の角度（約 100～110°）に保ち，キュレットをプルストロークで数回動かす方法でシャープニングをしています（図 16-①）．そのほかに，形態修正のため機械でシャープニングする方法もあります（図 16-②）．

SRPを効果的に行うためには？

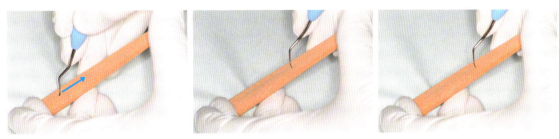

①ストーンを固定してプルストロークでスケーラーを動かし，シャープニングを行う

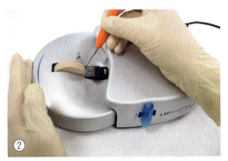

②電動シャープナー（LMロンドプラス，白水貿易）

https://www.hakusui-trading.co.jp/products/234020/

上のQRコードもしくはURLよりMaria Paquietさんのシャープニングの手技が動画でご覧いただけます！（パソコン，スマートフォン，タブレット端末対応）

図16　シャープニング

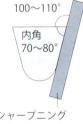

図17　シャープニングの角度

（100〜110°／内角70〜80°／シャープニングストーン）

Clinical Point

シャープニング不要のインスツルメント

歯科用インスツルメントの中には，シャープニングが不要なものもあります．
非常に耐久性の高い特殊金属でコーティングされ（物理蒸着法），硬度が高く，シャープニングをしなくても鋭さを長く維持できます（図18）．

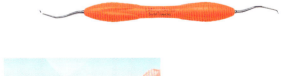

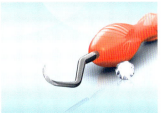

図18　LMシャープダイヤモンド　ミニ　グレーシー（ES）（白水貿易）

Q SRPの基本的なポジショニングを教えてください！

A 大きく分けて12時，9時，8時の3つのポジショニングでSRPを行います．

後方・側方・前方から患者さんの顔の向きをこまめに変えるようにし，**器具の歯根面への角度が適切で，確実にレストがとれる無理のない位置で施術を行います**（図19）．もし，上記のポジションで施術しにくいときは，周辺にスペースがあれば反対側（1時〜2時）で行うことも可能です．患者さんの顔の向きを変える場合は，首に負担がかからないように注意し，高齢者で脊柱が彎曲している患者さんなどでは安頭台にクッションを入れる場合もあります．クッションがないほうが落ち着く場合もあるので，患者さんに確認しながら調整します．

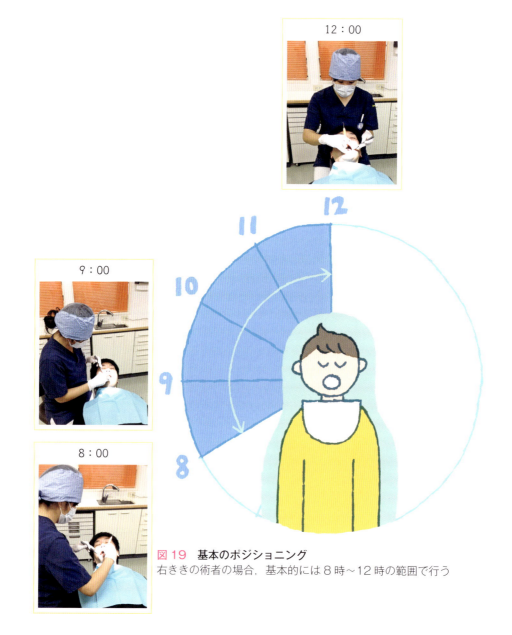

図19 基本のポジショニング
右ききの術者の場合，基本的には8時〜12時の範囲で行う

SRP を効果的に行うためには？ 6

Q SRP の手順を教えてください！

A 当院では，以下のような流れで SRP を行っています．

STEP 1　術前の患者さんへの説明

SRP で使用する器具，SRP の方法と術後に起こりうる弊害（歯肉退縮，知覚過敏，疼痛，一時的な歯の動揺）を術前に説明します．術後に症状がでてからでは信頼関係を損ねかねないため，不安を与えないように必ず術前に説明することが大切です．

STEP 2　ポケットの深さと解剖学的形態の確認

患者さんの痛みに対する閾値にもよりますが，SDC では基本的に SRP は麻酔下で行います．初診時の PPD は，炎症による疼痛などにより正確に測定できないことが多いため，麻酔下で以下の点を再確認し，数値などに変更があればチャートに追加記入します．

・ポケットの深さ
・歯根面の解剖学的形態（根の形態，根の陥凹，根分岐部）
・歯石の量，付着状態

炎症があるとプローブは結合組織を突き抜けて，実際の深さより約 1 mm 深めに測定されます．つまり，実際のポケット底部は，プロービングデプスの値から 1 mm 上方に位置することとなり，その部位に重点を置いて SRP を行うことが大切です（図 20）．器具を挿入する前に，プローブでポケット底部の位置を確認します．

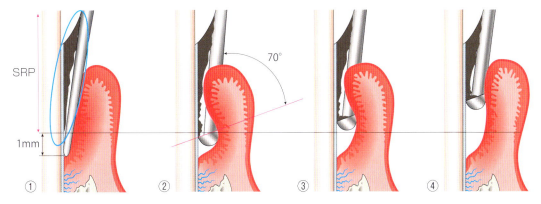

図 20　SRP でアプローチする範囲と SRP の操作
①ターゲットは一番炎症が強いポケット底部の約 1 mm 上方の範囲にあることを念頭において SRP を行う
②〜④グレーシーキュレットのカッティングエッジの角度は約 70° をなしている．第 1 シャンクを歯軸に平行にし，ブレードの先端の 1/3 を使用して 3〜4 mm ずつ引き上げる

STEP 3　器具の選択・操作（図21-②〜④）

ポケットの深さや歯根面の形態，歯石の付着状態などを考慮し，どうすれば歯石を効率よく除去できるかを検討します．

適切な器具を選択し，歯肉縁上と歯肉縁下の歯石やプラークを同時に除去していきます．歯石が多量に付着している場合は，超音波スケーラー・エアスケーラーであらかじめ大きい歯石を除去しておくとよいでしょう．ポケット底部の位置を確認後，ポケット底に器具を挿入し，歯冠部に向けて引き上げ，すべての歯根面から取り残しのないように歯石やプラークを除去します．

STEP 4　術後の歯根面の確認，歯面研磨（図21-⑤）

術者が歯根面のひっかかりがなくなったと思う時点で終了し，探針やよく切れるキュレットで取り残しがないか歯根面を確認します．SRP後，歯肉辺縁にプラークが再付着しないようフッ化物入りの研磨剤を使用して歯面研磨を行います．

再評価までの期間，歯肉縁上のプラークコントロールは継続して行います．

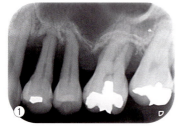
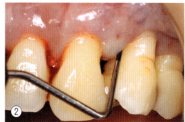
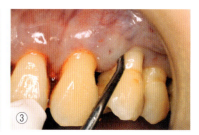
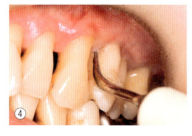
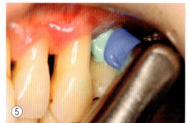

図21　SRPの手順
① 32歳，女性．初診時の上顎左側臼歯部デンタルX線写真．根尖に至る骨欠損が認められる．近心のPPDは10 mm．患者さんにSRPについての説明を行った⇒Step 1
② 麻酔下でプローブを用いてポケット底部の位置，歯肉縁下の状態を確認する⇒Step 2
③ 手用スケーラーをポケット底部に挿入．第1シャンクが歯軸に平行になるように操作する．切れない器具を使用していたり側方圧が足りなかったりすると歯根面上の歯石をバーニッシュしてしまうため，適切な側方圧が必要とされる⇒Step 3
④ 基本治療では断面がひし形や四角のチップを装着した超音波スケーラーを併用する⇒Step 3
⑤ SRP終了後の歯面研磨．再評価までの期間，継続した歯肉縁上のコントロールを行う．染め出してプラークが残るようであれば再口腔衛生指導を行う⇒Step 4

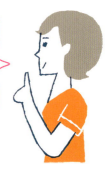

SRPの上達のコツは，熟練した術者の技術をよく観察し，十分な臨床トレーニングを受けることです．ぜひ，先輩のSRPを観察させてもらいましょう！このような努力を重ねることで，適切な術式をマスターできます．

Q SRPでの注意点にはどのようなことがありますか？

 術中は患者さんの安全性や痛みに配慮し，術後の知覚過敏や歯肉退縮を最小限にするような手技を心がけましょう．

患者さんへの配慮

　器具を患者さんの顔面上で操作することは避け，患者さんに了解が得られれば，器具の落下や薬液の飛沫を防ぐためにも顔にタオルなどで簡単な覆布をします．患者さんのなかには，顔を覆うことで恐怖が増し嫌がる人もいますので，確認してみましょう．

　術中は，つねに患者さんの安全性に配慮します．痛みを感じたり，気分が悪かったりするときは，左手をあげて合図するように伝えましょう．

知覚過敏と歯肉退縮を避ける

　徹底的にポケット底部のSRPを行い歯石やプラークが除去されると，炎症が消失して歯肉は退縮します．SRP後に歯肉が退縮して露出した歯根面は知覚過敏を起こすことがあるため，術後に露出すると予測される部分は過剰にSRPを行わないように注意します（図22）．また，術後に多少歯肉の退縮が起こることや仮に知覚過敏が起こっても継続してブラッシングを行うと症状が軽減されることを患者さんに伝えておくことも大切です．知覚過敏があるからと術後にブラッシングを避けてしまうと，プラークが再付着し，いつまでも知覚過敏が治まりません．

　SRPは，歯根面に付着した歯石やプラークを除去することが目的なので，歯肉退縮を最小限にするためにも，乱暴な器具操作はひかえ，なるべく歯肉への損傷を避けるようにしましょう．

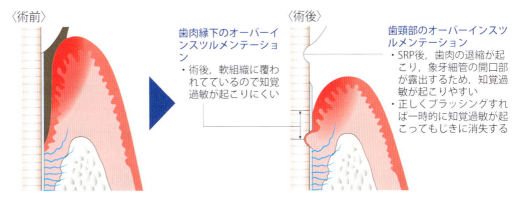

図22　オーバーインスツルメンテーションと知覚過敏
ポケット底部は歯肉に覆われているため術後に知覚過敏になりにくいが，CEJに近い露出根面は知覚過敏になりやすい

その他の注意点

　オーバーハングとなっている補綴・修復物は歯科医師に除去・修正してもらうなど，プラークを沈着させる要素を除去しておくとよいでしょう（図23）．動揺が著しくSRPで脱臼しそうな場合は，術前にスーパーボンドなどで暫定固定しておきます．

　前歯部が病的歯牙移動した症例（フレアー・アウト）では，固定することでSRP後に歯が元の位置に戻るのを阻害するので注意が必要です（図24）．また，開口障害・顎関節症の患者さんは，最後臼歯からSRPを始め，術中にこまめに口を閉じさせるように配慮します．

　進行が著しく，抜歯を予定している歯は，できればSRPと同時に抜歯を行います．その場合，どこまで炎症が波及しているかはわからないため，隣在歯に徹底的にSRPを行うことで本来は健康な軟組織も傷つけてしまうことがあります．歯石があれば除去する程度とし，再評価の時点で治癒を確認してから必要があればSRPを行います（図25）．

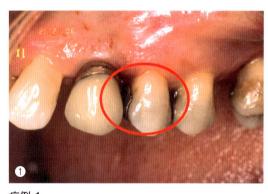 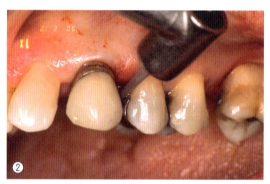

症例1
①3┘の遠心に充填物のオーバーハングがある
②オーバーハングを切削器具で除去する

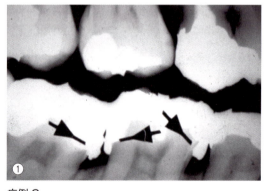 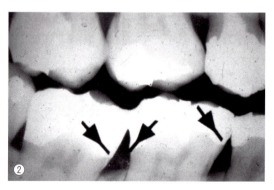

症例2
①X線写真で確認された臼歯隣接部の充填物のオーバーハング（矢印）
②オーバーハングが除去された同部位のX線写真

図23　オーバーハングの除去

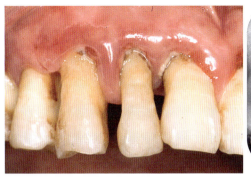
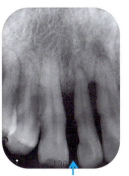

①術前．3 2| 間に病的歯牙移動による歯間離開が存在する

②SRPにて炎症のコントロールを行った

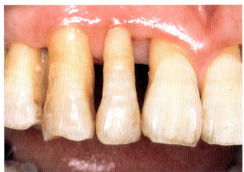
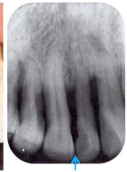

③術後．炎症が消失し，歯が正常な位置に戻り，スペースが閉じた

図24 歯周病により歯間離開が生じた症例

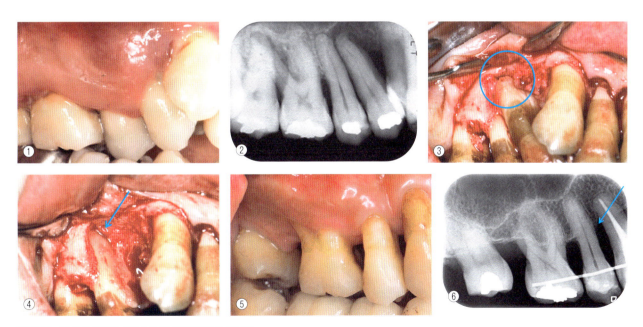

図25 抜歯を予定している歯の隣接歯のSRP
①②初診時の上顎右側臼歯部．4| はX線写真上で根尖部までの透過像が認められ，隣接部に歯石がみられた
③歯周外科治療時．4| に根尖にいたる支持骨の喪失がある
④4| 抜歯後．隣接歯の5| の近心面は付着している線維を過剰に除去しないよう注意し，歯石をはじく程度にSRPを行った
⑤⑥術後10年．PPD 3 mm以下，BOP（－）．5| 近心に骨の再生が認められる．歯周組織は安定し，矯正治療後にワイヤー固定された

Clinical Point — SRP 中のトラブル！ こんなときどうする？

①術中に歯科用器具が口腔内で破損したら？

　使いこんだキュレットや超音波スケーラーのチップの先端が破折して折れることがあります．その場合は，ただちに歯科医師にSRPを行っていた術部と破折状況を報告します．歯科医師が口腔内を確認し，折れた先端部がみつからない場合は，X線写真を撮影してもらいます．

　根分岐部内で折れ，X線写真で確認できても除去できない場合は，歯科医師の判断で外科処置を行うこともあります．事故が起こらないように，使用する器具は術前に作業部分の安全性を十分確認しておくことが重要です．

②唾液が多く，患者さんがむせてしまうときの対処方法はありますか？

　患者さんの頸部に問題がなければ，顔を横に傾け，唾液が流れて溜まる場所に排唾管を置いて処置します（図26）．上顎の唾液腺開口部付近にロールワッテ，または乾燥用のパットを置く場合もあります．

　高齢者などは液体が気管支に入ってむせることがあるので，ヘッドレストを楽な位置に調整し，途中でこまめに休憩を入れます．

③歯周ポケットが深く，出血が多くなって術野が確保できない場合はどうしますか？

　ガーゼを歯肉溝内に押し入れて血液を拭いながら行うか（図27），先端が細いストレートの排唾管の先端で吸引しながら行います．エアで飛ばすと気腫を起こしたり，血液が飛び散ったりするので注意が必要です．

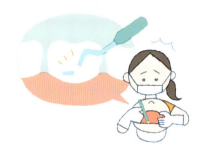

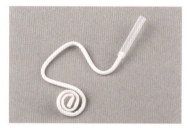

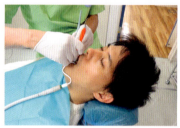

図26　一人でSRPを行うときに便利な排唾管
ハイゴフォーミック（クロスフィールド）．先端が丸めてあり，自由に形を変えられる．痛みを与えにくく，よく吸引できる

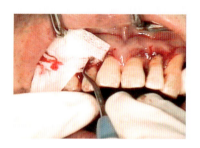

図27　SRP時に出血が多く，術野が確保できない場合
ガーゼの端を歯肉溝内に押し込んで血液を拭うかガーゼで圧迫止血しながら行う

SRPを効果的に行うためには？ 6

それぞれの部位へのアプローチの ポイントを教えてください！

A 患者さんがなるべく楽な姿勢で，かつ術者が口腔内で術野を確保できるポジションをとります．

　術者と患者さんがお互い無理のない姿勢をとれるよう，患者さんの顔の向きをこまめに変えるなど工夫します．それでも難しい場合，周囲にスペースがあれば，反対側に回り込むことも可能です．ライトを当てても暗くてよく見えない場合は，口腔内ミラーを上手に使い，光を反射させます．

6̲ の口蓋近心面

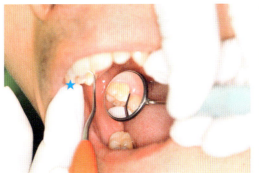

ポジション
9時，もしくは10～11時

図28　6̲ 口蓋近心面

使用する器具	・グレーシーキュレット（#11-12），超音波スケーラー
レスト	・レストは，SRPを行う歯に近い同歯列の歯の切端か咬合面に置く（★）
	・つねにレストを置くことで器具のスリップを防ぎ，安全に施術を行うことができる
患者の顔の向き	・右側（術者側）に向け，顎を上げる
ミラー	・直視するかミラーで光を当てて術野を確認しながら行う

下顎前歯舌側面

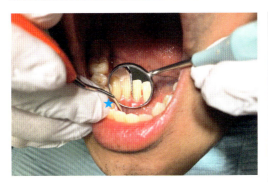

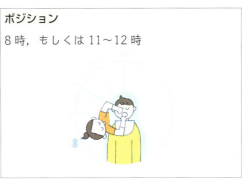

ポジション
8時，もしくは11～12時

図29　下顎前歯部舌側
近心面にはグレーシーキュレット#11-12を使用する．その場合は第1シャンクと歯軸が平行になるようにする

使用する器具	・深い歯周ポケットでは，歯の幅径が狭いので到達しやすい器具を選択する（グレーシーキュレット#11-12，グレーシーキュレットミニ#11-12，シンテットミニ）
レスト	・同歯列で施術を行う歯に近い歯の切端か咬合面（★）
患者の顔の向き	・顎を下げる
ミラー	・患者さんの頬（口腔外）もしくは口腔内にレストを置き，ミラーで術野を見ながら行う．12時のポジションの場合は見えにくいので，ライトを使用して光を集中させる

6 遠心面

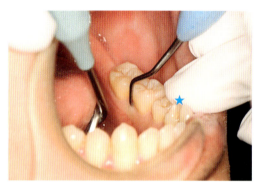
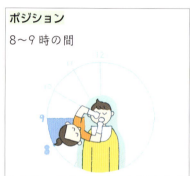

ポジション
8〜9時の間

図30 6̄ 舌側遠心面

使用する器具	・グレーシーキュレット#13-14
レスト	・同歯列で施術を行う歯に近い歯の咬合面（★）
患者の顔の向き	・左に向けて唾液のコントロールを行う．顎を下げる
ミラー	・口腔外にレストを置き，ミラートップで舌を排除する．もしくは舌側に入れて光を反射させる ・嘔吐反射が強い患者さんでは，ミラートップの小さいものを選択する

再評価の時期はどのように決めていますか？

A 再評価は最低でも1カ月後，重度の歯周病の患者さんでは3カ月後に行います．

　SRPの術直後はプローブや探針などの器具による歯石の取り残しの確認は難しく，歯石やバイオフィルムが十分に除去できたかどうかは再評価で確認します．再評価の時期は軟組織が治癒する最低でも1カ月後です．重度の歯周病患者さんの場合は，理想的には3カ月後に行います．重度の歯周病の患者さんでは，再発を避けるため，再評価までの間に1〜2回来院してい

ただき，セルフケアの確認と術者による歯肉縁上のコントロールを行います．

　再評価ではプローブを用いてPPDとBOPの再確認を行います（図31）．患者さんのブラッシングが良好で，PPDが4mm以下と浅くなりBOPがない場合は，炎症のコントロールができたと考え，追加治療は行わずSPTに移行します（p.113～Chapter 9「SPTはなぜ必要なのですか？」参照）．患者さんのブラッシングが良好にもかかわらず，PPDが5mm以上でBOPがある場合は，歯石やプラークの取り残しがあると判断し，その部位は再SRPを行うか歯周外科治療に移行します（p.101～Chapter 8「歯周外科治療は何のために行いますか？」参照）．患者さんの口腔衛生状態が改善されず，PPDが深く，BOPもある場合は，歯周外科治療を行っても良好な治癒は望めないため，モチベーションと口腔衛生指導からやりなおします（表2）．

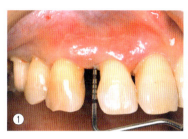
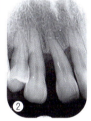
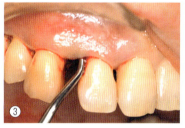
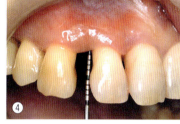

図31　SRP後の再評価
①38歳，女性．②遠心に8mmのPPDが認められる
②同部位のX線写真
③麻酔下でSRPを行った
④SRP後3カ月の再評価時．ポケットは4mm以下でBOP（－）．再検査では，感染の取り残しなしと評価された

表2　再評価の結果をどうとらえるか

口腔衛生	BOP	PPD	対応
プラークコントロール良好	(－)	浅い 4mm≧PPD	これ以上の治療は必要ない
プラークコントロール良好	(＋)	深い PPD≧5mm	付着物の取り残しの可能性あり→ 再SRP or 歯周外科治療に移行
プラークコントロール不良	(＋)	深い PPD＞5mm	再発の可能性が高い，歯周外科治療禁忌→ 再モチベーション，再口腔衛生指導

Dr.Hirookaのアドバイス

歯周外科治療とSRP

　深いPPDがあっても，単根歯ではSRPで治癒が可能です．複根歯の深い歯周ポケットや根分岐部が存在する部位でも，SRPを行うことによって歯周外科治療の頻度を減らすことができます．また，歯周外科治療を行う場合でも，SRPを術前に行うことによって出血が少なくなり，治療が適切に行えます．

　患者さんの負担軽減のためにも，SRPの技術を磨きましょう！

Chapter 7

根分岐部のSRPはどのように行いますか？

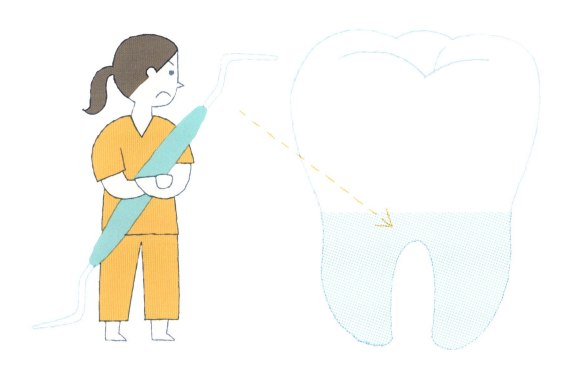

Q 根分岐部の術前の検査はどのように行いますか？

A 根分岐部の術前の検査は上下顎臼歯の解剖学的特徴（根の形態や位置）を十分理解したうえで行い、X線像を参考にしながらプローブで注意深く検査し、病態を見逃さないようにすることが大切です（根分岐部の検査は p.42〜参照）．

根分岐部病変の程度によっては、根分岐部内部で水平的・垂直的に炎症が広がることがあるため、非明視下で確実に確認することは困難な場合もあります．また、根分岐部入口に歯石が多量に付着して検査が難しいときは、SRP 時に麻酔下で歯石を除去した後、再度ファーケーションプローブで検査を行います．

Q 根分岐部へのアプローチの実際について教えてください

A 根分岐部病変 I 度であれば、通常は SRP と患者さん自身によるブラッシングで炎症のコントロールは可能です（図1）．しかし、深い根分岐部病変内部（II〜III度）の清掃は困難で、ほとんどが歯周外科治療となります（図2）．

患者さんが歯周外科治療を受けられない場合や、歯周外科治療の前に SRP を行うこともあるため、どのような場合でも根分岐部への対応ができるよう、日ごろからトレーニングをしておく必要があります．

根分岐部の SRP

両刃のハンドインスルメントと超音波スケーラーのファインチップを併用し、オーバートリートメントにならないよう注意しながら SRP を行います．根分岐部の入り口に過剰に SRP を行うと知覚過敏の原因になります．

ハンドインスツルメントでアプローチする場合、キュレットのブレードの幅の標準は、根分岐部入り口の幅より小さいため、操作に限界があります．一方、音波・超音波スケーラーのチップは根分岐部への到達がある程度可能で、器具操作を考慮すれば、ハンドインスツルメントより適しているといえるでしょう．

術後は再発しないように、患者さん自身に根分岐部の入り口をシングルタフテッドブラシなどを用いて十分なセルフケアを行ってもらいます．

根分岐部病変への非外科的対応

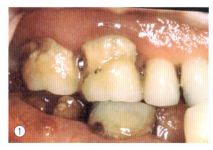
①術前. 6⌋は多量のプラークに覆われている

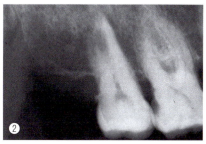
②同部位のX線写真. X線像からは根分岐部病変が推測される. プロービングによりⅠ度の根分岐部病変と診断された

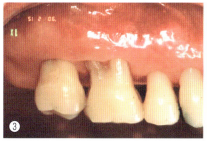
③SRP後の口腔内写真. 炎症がコントロールされ, 歯肉の退縮により根分岐部の入り口が確認できる. 水平方向のPPD 3 mm以下, BOP（－）

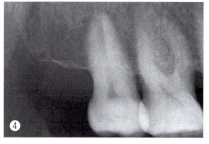
④同部位のX線写真. 6⌋頬側根分岐部に硬化像がみられる

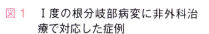
図1　Ⅰ度の根分岐部病変に非外科治療で対応した症例

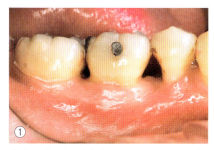
①歯間乳頭部が喪失しており, 6⌋の頬側にプラークの付着, マージン部に腫脹がみられる

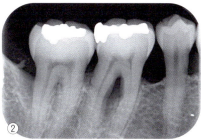
②同部位のX線像

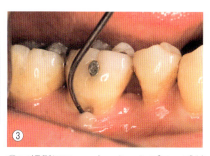
③6⌋頬側にファーケーションプローブがやっと挿入できるスペースがある. Ⅱ度の根分岐部病変と診断された

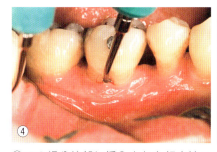
④6⌋の根分岐部に挿入された超音波スケーラーのチップ（磁歪型）. ランダムに振動するので狭い根分岐部のSRPに適している（p.83参照）. 根分岐部病変では, 外科治療に移行する場合も含めすべての症例で非外科治療（SRP）を行う

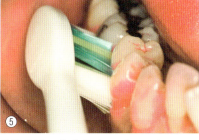
⑤術後は, 歯肉縁上のプラークコントロールを継続して行う

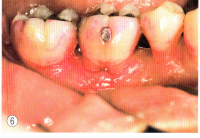
⑥良好な予後のためには隣接面を含む歯肉辺縁のプラークコントロールが特に重要. 本症例ではPPDは改善したものの根分岐部病変は残存した. 患者さんの希望で外科治療はせず, SPTで経過観察を行っている

図2　根分岐部病変Ⅱ度へのアプローチ

Mail from Sweden 根分岐部へのアプローチのポイント

　根分岐部へのSRPでは，可能であれば手用インスツルメントと超音波スケーラーを併用します．根分岐部の歯根の離開度によりますが，手用インスツルメントが挿入可能な場合は，両刃のインスツルメントを選択します（図3，4）．このとき，使いなれた器具を選ぶことが大切です．

　スウェーデンの歯科衛生士に聞いてみましたが，どのような場合にどの器具を選択するかは術者によって好みがあるようです．根分岐部のSRPでは，器具の選択も大切ですが，解剖学的な形態を熟知し，どのように施術すれば効果的に行えるかをよく理解していることがポイントだと話してくれました．

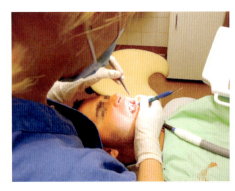

図3　根分岐部のSRPを行うMariaさん

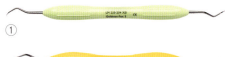

図4　根分岐部にお勧めのインスツルメント（両刃）
基本のインスツルメントに追加して症例に応じて使用する
①LMゴールドマンフォックス#3（XSi）．Mariaさんのお勧めのインスツルメント
②LMシンテットミニ（XSi）．Lenaさんが使用しているインスツルメント
＊どちらもLMインスツルメント．白水貿易

Dr.Hirookaのアドバイス

一筋縄ではいかない根分岐部病変

　根分岐部病変の治療が困難な理由の1つに，その診断が難しいことがあります．特に上顎大臼歯部，近遠心部，下顎舌側の診査では，根分岐部病変を過小評価しがちです．特に臼歯部はSRPも患者さんによるセルフケアも難しいので注意が必要です．

Chapter 8

歯周外科治療は何のために行いますか？

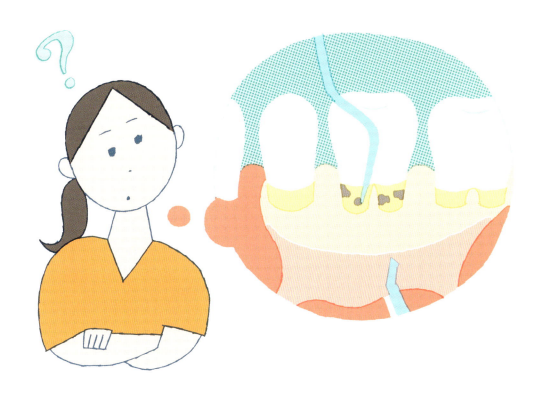

歯周外科治療の目的は何ですか？

 歯周外科治療の目的は，SRPなどの非外科治療で取り残した歯肉縁下のプラーク，歯肉弁を開いた状態で歯石を歯面から除去することです．

上記に加え，術後に患者さんや術者がプラークコントロールしやすい環境を整えること，症例によっては失われた歯周組織を再生することも目的となります．

歯周外科治療はどのような場合に行われるのですか？

器具の到達が困難な部位や歯肉の形態により患者さん自身による管理が難しい場合は，SRPのみでの対応には限界があります．そのような部位では，歯科医師にバトンタッチをして歯周外科治療が行われます．

⇒『Dr.弘岡に訊く臨床的ペリオ講座　スカンジナビアンアプローチの実践』p.105～　3章「4. SRPでアプローチできる歯周ポケットの限界は何mmか」参照

深いポケットやBOPが残存する部位，歯根面に裂溝が存在する部位

　SRPを行った後，PPDが6mm以上あり，BOPが残存した部位が，通常，歯周外科治療の対象となります（図1)[1]．PPDが深い部位ではSRP時にポケット底部まで器具を到達させることが難しいため，歯肉を翻転したうえで明視下でプラークの除去を行います．また，根面に裂溝などがみられる部位では，SRPのみで裂溝を除去することは難しく，歯周外科治療の適応となります．患者さん自身がプラークコントロールを行いやすいように歯周組織を整えることも歯周外科治療の目的の1つです．

深いPPDが残存した部位に対する歯周外科治療

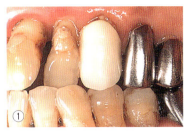

①初診時の状態．全顎的に深い歯周ポケットおよび歯肉の発赤・腫脹が認められたため，麻酔下でSRPを行った

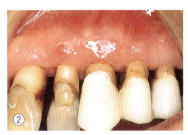

②SRP終了後3カ月．歯肉の退縮が認められるが，一見歯肉縁上のプラークはよくコントロールされ，肉眼的に炎症はみられない

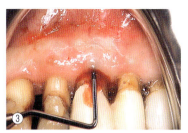

③プローブを挿入したところ，PPD 9 mm．ポケット底からの出血がみられた

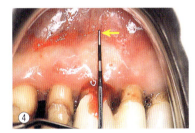

④ポケット底の位置（矢印）

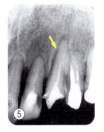

⑤同X線写真．黄色矢印の位置まで感染していると考えられる

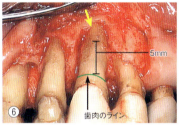

⑥同歯周外科治療時．歯肉辺縁から5 mm以上の深さの部位に取り残した歯石が確認できた（黄矢印）

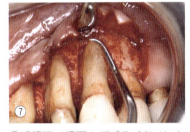

⑦明視下で根面のデブライドメントを行った

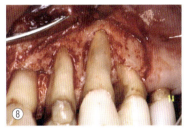

⑧根面のデブライドメント完了時

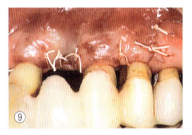

⑨縫合後．|2 は根尖にいたる骨欠損のため抜歯された

図1 深い歯周ポケットが存在する症例

根分岐部病変

根分岐部病変Ⅰ度は，SRPで対応が可能ですが（p. 98 参照），**病態が進行したⅡ〜Ⅲ度では歯周外科治療が選択されることが多くなります**．根分岐部の入り口の幅の平均は，手用キュレットの刃部先端の幅より狭く，仮に挿入できたとしても根分岐部内部の器具操作が困難です[2]．そのため，適切に根分岐部内を清掃し，かつ患者さんや術者がコントロールしやすい形態にするために，歯周外科治療が行われます（図2）．しかし，なかには患者さんの希望や全身疾患などの理由により歯周外科治療ができない症例もあり，難しい部位でもSRPで対応できるよう技術を習得しておく必要があります．

その場合も，SRPのみでは取り残しがあるので再発率が高く，長期的にコントロールすることが難しいことを患者さんに説明します．

■ **Ⅲ度の根分岐部病変に対して骨形成を行ったケース** ■

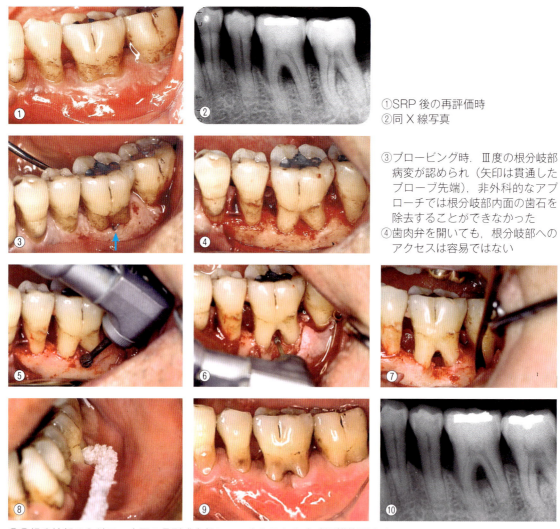

①SRP 後の再評価時
②同 X 線写真

③プロービング時．Ⅲ度の根分岐部病変が認められ（矢印は貫通したプローブ先端）．非外科的なアプローチでは根分岐部内面の歯石を除去することができなかった
④歯肉弁を開いても，根分岐部へのアクセスは容易ではない

⑤⑥根分岐部の入り口，内面の骨形成を行い，アクセスしやすく形態修正する
⑦術後　⑧軟組織が治癒するまでの間，自宅でのケアでパイプクリーナーに抗菌剤を塗布して清掃する
⑨術後 6 年．SPT 時に毎回染め出しをして口腔衛生状態をチェックする　⑩同部位の術後の X 線写真

図2　根分岐部病変に対する歯周外科治療

歯周組織の再生が必要な場合

　SRP では一度喪失した歯周組織は再生されません．そのため，**炎症により喪失した歯周組織の付着を再生するために，歯周組織再生療法が行われることがあります**．歯周組織の再生を目的とした術式として，GTR 法・エムドゲイン療法などがあります．2016 年にはトラフェルミン（遺伝子組換え）製剤を用いた日本発の再生療法剤「リグロス®」が保険導入されました．

■ エムドゲイン®による垂直性骨欠損に対する歯周組織再生療法 ■

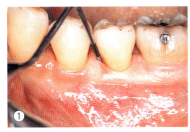
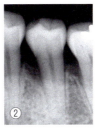
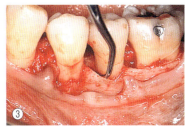

①SRP後も 5| 近心に8mmのPPDとBOP（＋）が残存した
②同X線写真
③歯肉弁を翻転した後に徹底的な根面のデブライドメントを行った

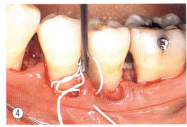
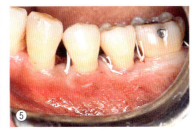
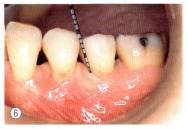

④エムドゲイン®ゲルを塗布し縫合
⑤縫合後
⑥術後1年. 5| 近心はPPD 3 mm以下，BOP（－）

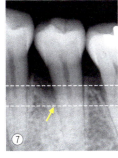
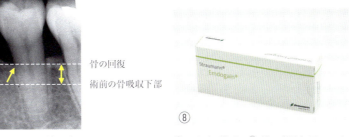

術前X線写真　　術後1年のX線写真
⑦術前と術後のX線写真の比較
　歯周支持骨の回復が認められ，垂直性骨欠損は消失した

骨の回復
術前の骨吸収下部

⑧エムドゲイン®ゲル（販売元：ヨシダ，製造元：ストローマン・ジャパン）

図3　歯周組織再生療法（エムドゲイン療法）を行った症例
（弘岡秀明，戸村真一：生物学的コンセプトに基づいた歯周組織再生療法．クインテッセンス出版，2000．より）

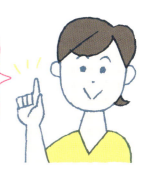

歯周組織の再生を目的に，エムドゲイン療法，GTR法，リグロス®を用いた歯周組織再生療法が行われることがあります

Q 歯周外科治療を行うための プラークコントロールの基準を 教えてください

A PCR 20％以下，術部はプラークフリーを目指します．

　歯周外科治療は良好なプラークコントロールができる患者さんのみが適応となるため，術前のブラッシング指導は重要です．**目標とすべき PCR（プラークコントロールレコード）は一般的に 20％といわれており，術部は限りなく 0％に近い状態を目指し，患者さんの歯周病のリスクに合わせて目標を設定します**．ブラッシング指導の期間は，患者さんの治療への協力度をはかるためにも非常に重要です．

　また，歯周外科治療が検討される部位は，形態的に元々プラークが付着しやすく，磨きにくいために歯周病が進行したと考えられます．歯周外科治療によってプラークコントロールが改善される可能性を視野に入れ，可能な限りプラークを除去することを目ざします．

Clinical Point

患者さん自身がプラークコントロールがしやすい環境を整える

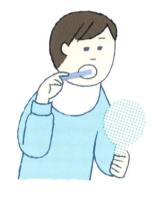

　患者さんのプラークコントロールが上手く行かない理由として，歯肉辺縁付近の歯肉の形態の影響があげられます．たとえば，上歯第一小臼歯の近心面にある根面溝など，解剖学的形態に問題がある場合は，ブラッシングをしても磨き残しがでてしまいます．そのため，患者さんがプラークコントロールをしやすいように，歯周外科治療で根面溝を除去し，歯肉辺縁の形態を磨きやすいように修正する場合があります（図4）．

■ プラークコントロールがしやすい環境を整える ■

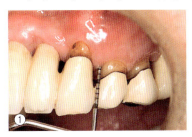
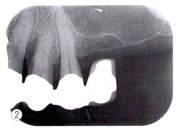
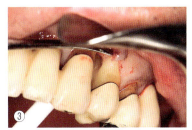
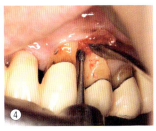
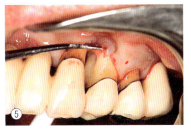

図4 根面溝の形態修正
①4近心に根面溝があり，SPT中に歯周病が再発した．PPD 8 mm，BOP（＋）
②同部位のX線写真
③歯周外科治療により歯肉は翻転され，近心の根面溝が明視下で確認できる
④ダイヤモンドバーによる根面の裂溝の除去
⑤4近心は平滑化された

Q おもな歯周外科治療の術式にはどのようなものがありますか？

A 歯周外科治療の術式はおもに2種類に分けられます．

歯肉弁根尖側移動術（Apically Repositioned Flap，図5-①）

骨形成を行い，歯肉を根尖に移動することで，プラークに汚染された根面を露出させプラークコントロールがしやすい状態にします．「ポケット除去術」ともいわれるこの術式は，角化層を維持できる反面，術後に，歯肉退縮が起こることで根面が露出し，審美的な問題が起こることがあります．

ウィドマン改良フラップ手術（Modified Widman Flap，図5-②）

フラップを開けて歯肉を翻転させて明視下で根面の清掃を行い，元の位置にフラップを戻します．原則的に骨形成は行いません．この術式は，フラップを開けている間に付着物の除去を行うため，高度な手技が必要とされますが，術後の歯肉退縮が少ないという審美的なメリットがあります．その反面，長い接合上皮による治癒＊であるため，術後の継続的な管理は不可欠です．

＊長い接合上皮による治癒
　ウィドマン改良フラップ手術を行った後，歯肉由来の上皮細胞が歯根面に沿って増殖・進入することによる「長い接合上皮による治癒」が起こる．この治癒形態では特に厳格なプラークコントロールが必要となる

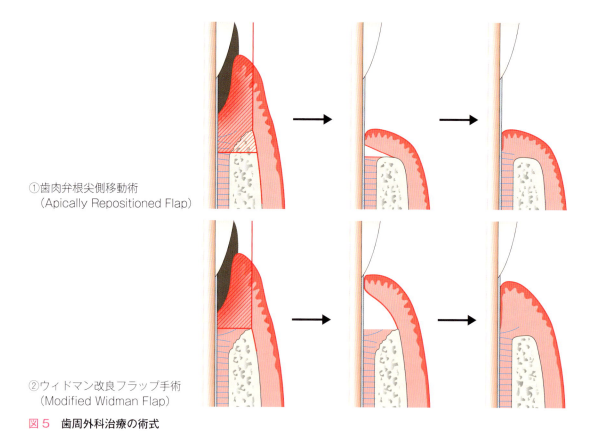

①歯肉弁根尖側移動術
（Apically Repositioned Flap）

②ウィドマン改良フラップ手術
（Modified Widman Flap）

図5　歯周外科治療の術式

Mail from Sweden　歯周外科治療時に自分のSRPを評価する

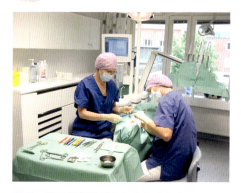

図6　歯周外科治療のアシスタント
Mölndalにある公立病院の歯周病科でのオペ風景．クリニックの主任（当時）だった歯周病専門医のÅsa Leonhardt先生（右）と歯科衛生士のMariaさん（左）

　スウェーデンでは歯周外科治療のアシストは通常，歯科助手が行います．しかし，私が見学に行った日は，珍しく歯科衛生士のMariaさん（p. 18参照）がアシスタントについていました．

　術後，Mariaさんは「自分がSRPを行ったところが見られてよかった．根面溝があり，解剖学的に難しいところだったから歯石が取れなかったのだと納得した」と話してくれました．手術を担当した歯周病専門医のLeonhardt先生は，「MariaがしっかりSRPをしてくれるので，術中，歯石の除去の必要がほとんどなく短時間で手術がすんだ」と一言．Mariaさんは嬉しそうにはにかんでいました．

歯周外科治療は何のために行いますか？ 8

歯周外科治療の術前・術後には患者さんにどのようなことを説明しますか？

術前には体調確認を必ず行い，術後に起こる可能性のある症状についてしっかり説明しましょう！

患者さんへの術前・術直後の情報提供

　術前に体調を伺い，薬（麻酔薬を含む），含嗽剤にアレルギーがないかどうかを再度確認します．術直後には，術後に起こる可能性のある症状について，患者さんに不安や恐怖心を与えないように注意しながら適切に情報提供を行います（図7）．

- 術後の注意事項について口頭で説明し，書面でも渡す（図8）
- 術後のプラークコントロールの重要性を伝える
- 術部は抜糸までブラッシングができないため，術直後の段階では含嗽剤を使用してもらい（図9），術部は抜糸するまでブラッシングはできないこと，術部以外の歯列は通常どおりブラッシングを行うことを伝える
- 処方薬は必ず指示どおりに服用するよう説明する
- 疼痛や腫れが起こった場合の対処法を示す
- 疼痛は数日間は続く場合があり，部位によっては腫れることがあることを伝える
- 緊急連絡先（できれば主治医の携帯電話番号）を提示しておく（患者さんは安心できる）
- 手術の翌日に連絡をとり，患者さんの容体を尋ねる（患者さんへの安心感と何らかの不都合が起きたときの早期対応のため）

図7　患者さんへの情報提供のポイント

●●●●様
　　　　　　　　　　手術後の注意点
①痛みがでるようでしたら痛み止めをお飲みください．
②腫れた場合は濡れタオルを軽く当てて冷やしてください．
③抗生物質や消炎剤は処方に従って必ず飲みきってください．
④本日（24時間）はなるべくうがいを控えてください．頻繁にうがいをすると血が止まらなくなることがあります．唾に血が混ざっているため出血が多く感じられますが，心配はいりません．翌日からはよくうがいをしてください．
⑤血が止まらないときは，10分程度ガーゼなどを噛んで圧迫止血してください（長時間噛んだままにしないでください）．
⑥食事は麻酔が切れてからおとりください．麻酔が効いているうちに食事をとると，頬を噛んだり，火傷をすることにつながります．
お勧めする食事：おかゆ，牛乳，スープ，卵，豆腐，挽肉，やわらかいパン，チーズ，マッシュポテト，野菜・フルーツジュース　など
⑦本日は休養と栄養をよくとってください．飲酒・長時間の入浴・運動は避けてください．
⑧お口の清掃は手術をしたところ以外はいつものように行ってください．手術部位の清掃はしばらくできません．代わりに洗口剤をつかってください．
以上のことに注意していただき，なお心配ごとがある場合は以下にご連絡ください．

連絡先　〇〇〇-〇〇〇

図8　術後に患者さんにお渡しする書面（SDCの場合）

109

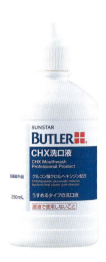

図9 術後に使用する含嗽剤の一例
バトラー CHX 洗口液（サンスター）

術後管理ではどのようなことに気をつければよいですか？

A 歯周外科治療で効果的な治癒を得るためには，術後の徹底した歯肉縁上のプラークコントロールが必要です（図10）．

　軟組織が治癒するまでは機械的なプラークコントロールができないため，隣接面，トンネル部はパイプクリーナーなどに抗菌剤を付けてホームケアを行い，治癒を待って通常どおりの歯ブラシ・補助清掃用具の使用を開始します．ブラッシング開始までの間は，可能であれば1～2週間に1度来院してもらい，術者による歯肉縁上のプラークコントロール（PMTC）を並行して行います．

　露出した歯根面は，知覚過敏や齲蝕になりやすいため，プラークコントロールはもちろん，必要であればフッ化物を応用します．とくにトンネリングの施術を行った部位では，カリエスリスクが高いため，フッ化物バーニッシュの塗布を行います（図11）．

　歯周組織再生療法を行った部位は，口腔内のほかの部位と比較して歯周病に感染しやすく，すでに歯周支持組織の喪失が大きい部分です．術後の歯肉縁上のコントロールは徹底的に行うことを術者と患者さんが共通して認識しておくことが大切です．

■ 歯周外科治療後の術後管理の実際

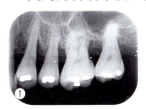
①4̲ 遠心に8mmのPPD. 垂直性の骨欠損が認められる

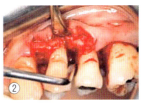
②SRP後，歯周外科治療へ移行．フラップが翻転され，明視下でSRPが行われた

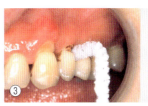
③術直後のセルフケア．SDCではパイプ清掃用のクリーナーを用いている

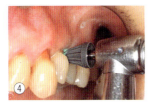
④術直後のプロフェッショナルケア

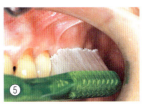
⑤歯周外科治療によりプラークコントロールがしやすくなった

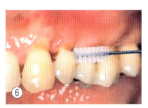
⑥歯間部のケアには歯間ブラシを使用する

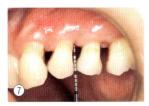
⑦術後6カ月の口腔内．PPD<3mm，BOP（－）

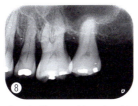
⑧同部位のX線写真．4̲ 遠心部の垂直性骨欠損は消失している

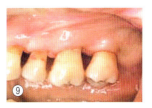
⑨染め出し時．プラークの付着はほとんど認められない

図10 歯周外科治療後の術後管理

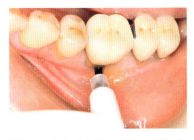
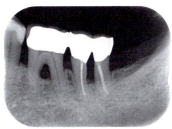
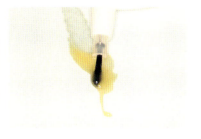

図11 トンネル部へのフッ化物バーニッシュの塗布

表 術後管理の目安

	従来型の歯周外科治療	歯周組織再生療法（EMD）
術部のブラッシング開始時期	2週間	4～6週間
抜糸時期	1～2週間	約2週間
再評価の時期	1～3月	6月

術部の治癒を待って通常のブラッシングを開始します

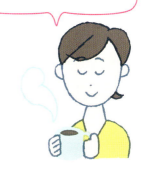

Q 歯周外科治療の禁忌にはどのようなものがありますか？

A 全身疾患のある患者さんやプラークコントロールが確立していない患者さんには歯周外科治療を行えない場合があります．

　抜歯の禁忌と同様，心臓血管系疾患などの全身疾患のある患者さんでは歯周外科治療が禁忌となる場合があります．また，口腔衛生が不十分な患者さんに歯周外科治療を行うと術前よりも状態が悪くなることがわかっているため[3]，**基本治療時に口腔衛生が確立できない患者さんに対しては，歯周外科治療を行うべきではありません**（図12）．歯周外科治療を行う前に適切なブラッシングができていることが必要条件です．

①50歳，男性の下顎左側臼歯部のX線写真．基本治療後も|6 遠心にPPD 6 mm，BOP（＋）が残存したため歯周外科治療が適応となった（|7 は抜歯）

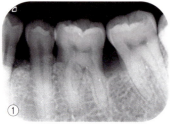
②同部位への歯周外科治療．|7 舌側は根尖に至る骨欠損があったため抜歯された．|6 は歯肉を翻転し清掃を行った

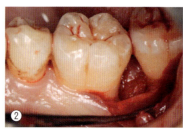
③術後，|6 遠心に多量のプラークの付着が認められる．歯周外科治療後にも歯肉縁上のプラークコントロールができているか定期的に確認し，できていない場合は繰り返し指導を行う

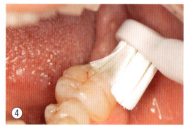
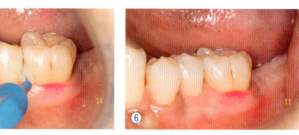
④⑤歯周外科治療を行った部位はリスクが高いので，術後も継続した縁上のプラークコントロールが必要となる．特に隣接面のプラークコントロールは重要

⑥再口腔衛生指導後，染め出してもプラークの付着はほぼみられない．この状態を維持することが重要

図12　歯周外科治療後のプラークコントロールの重要性

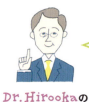
Dr. Hirookaのアドバイス

歯周外科治療について理解を深めよう！

　深いポケットや根分岐部，歯周組織の再生が必要な部位ではSRPだけでは対応が難しいため，歯周外科治療が必要となります．歯周外科治療の術式や術前後の注意点についても理解を深め，患者さんに十分に説明できるようにしましょう．

Chapter 9

SPTは なぜ必要なのですか？

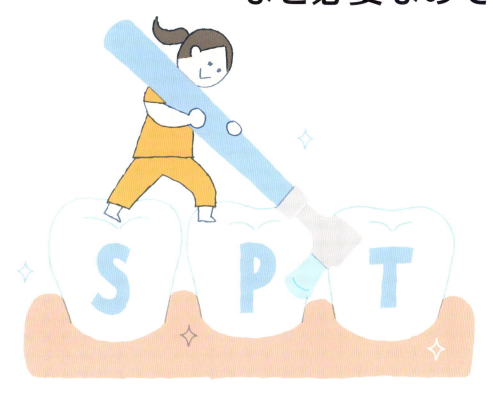

Q SPT って何ですか？

A 歯周病に罹患した患者さんに対して，治療後に歯周病の進行・再発を防ぐために継続的に来院していただくことです．

　私たちは，口腔内に歯が萌出したときから，齲蝕や歯周病にならないようプラークコントロールを行います（一次予防*）．それに対して，すでに歯周病に罹患した患者さんには，歯周治療開始と同時にプラークコントロールを行って，再発を防ぐための「SPT」（Supportive Periodontal Therapy）を行います（二次予防*）．**この「SPT」は，これまで，定期検診，メインテナンス，リコールなどとよばれていたものを包括したものです**．SPT を実施することにより，口腔内のほかの疾患も含めた疾病の早期発見・早期介入を行いやすくし，歯周病の再発・進行を予防します．

　ほとんどの患者さんは，治療が終了すると通院の必要がないと思ってしまいがちです．そこで，SPT は歯周治療開始前から生涯をとおして必要であることを患者さんに理解してもらい，治療に積極的に参加し，継続して来院していただけるような環境を整える努力が必要です．

*一次予防……疾患の発生防止を目ざすもの
*二次予防……疾患の治療開始後に，再発防止を目ざすもの

■ SPT の目的と条件 ■

SPT の目的
- 歯周病の再発・進行を予防して，歯の喪失を最小限に抑える
- 歯列・補綴物を観察する
- 口腔内に見られるほかの疾患・問題の早期発見（舌癌・白板症など）
- 治療の早期介入

SPT に入るための条件
- SPT に入る前の最終検査時には炎症のコントロールができていることが必要
- 臨床的には PPD 4 mm 以下，BOP（－）が基準となる
- 医院として，患者さんが継続して来院できるシステムを整えておく

患者さんのなかには，SPT を行っているにもかかわらず，歯周病の罹患性が高く，歯周病が進行してしまう方もいます．また，同じ口腔内でも疾病のリスクが高い部位もあります．
SPT ではリスクの高い患者さんやリスクのある部位を見極めて，歯周病の再発の早期発見，継続した動機づけに努めていく必要があります！

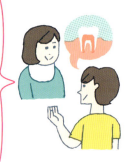

Clinical Point　SPTの目的〜問題の発見と動機づけ

歯周治療後に計画的なSPTを行っていなかった患者群で，より多くの歯周病の再発・歯槽骨の吸収・歯の喪失が観察されたという報告があります[1]．歯の喪失原因としては，歯周病の再発だけではなく，根尖病変，齲蝕，破折，咬合の問題も多いので，SPTの際はこれらについても歯科医師とともに確認します（図1）．

SPTは，単なる歯のクリーニングではありません．来院時に，検査を行って病気をみつけ，患者さんへ継続したモチベーションを行うことも目的の1つです．

SPT時にはクリーニングのみを行うのではなく，必ずモチベーションや必要に応じて再口腔衛生指導も行います．

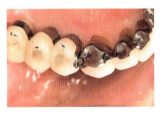

図1　SPT時には必ず咬合や補綴物のチェックも行う

Mail from Sweden　SPTにおける歯科医師と歯科衛生士の連携

弘岡がイエテボリ大学留学中に，歯科衛生士のMariaさん（p.18参照）のSPTを見学していたときのことです．MariaさんがSPTを終えた後，著名な歯周病医のNyman先生が診療室に来て患者さんの口腔内を確認していました．

そのとき，Nyman先生は，補綴物のマージンをチェックしただけで，ほかは診ずにすぐに終了してしまいました．不思議に思い，「先生は，歯周病のチェックはしないのでしょうか？」と質問すると，Nyman先生は，「歯周病のチェックはMariaがしているから，何かあれば報告してくれるんだよ」と．その一言から，歯科衛生士を信頼して患者さんを任せている様子を垣間みました．

余談ですが，Nyman先生は亡くなる前に遺言として，お金を歯科衛生士会に寄付されました．そのおかげで，歯科衛生士の仕事を研究または発展させたい歯科衛生士は，毎年この財団から奨学金を受けとることができるそうです．歯科衛生士の仕事を大切に思っていたNyman先生のお人柄がよくわかります．

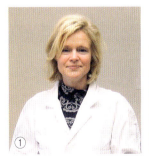 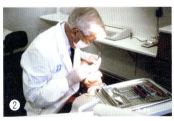 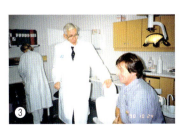

図2　MariaさんとNyman先生
①歯科衛生士のMariaさん　②患者さんの補綴物をチェックするNyman先生
③患者さんにあいさつをするNyman先生．後ろにMariaさんも見える

Q SPTを行わないとどうなりますか？

A 適切な歯周治療が行われても，SPTを受けない患者さんの予後はよくありません（図3）.

逆に，プラークスコアが高い患者さんでも，定期的にSPTを受けることで，モチベーションや口腔衛生指導の機会が増え，疾病の再発率を低く抑えることができます．悪化が認められた場合は，早期に治療的な介入を行うことが可能です．

■ 疾患の再発のたびに来院される患者さん ■

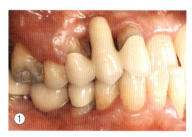
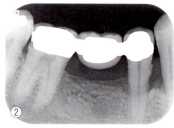
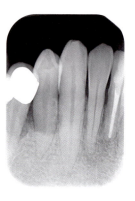

①50歳，男性．最終検査後5年の来院時．
リコールに応じず 6| の疼痛を訴え来院． 6| は抜歯となった． |5 近遠心のPPD 9 mm, BOP（＋）

②同X線写真
|5 の近心に多量の歯石が付着している．この後，再治療を行った

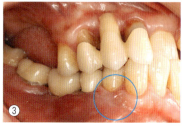
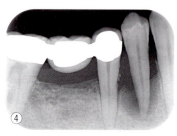
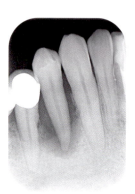

③2年後の再来院時．
再治療によって健康をとりもどしたが，再モチベーションに失敗し，リコールに応じなかった． |4 の腫脹を訴え再来院（丸印）

④同X線写真
|4 の歯周支持骨はほとんど喪失しており，抜歯となった

図3 SPTが適切に行われず問題が起こった患者さんの症例

Q SPT に移行する条件は？

A 動的治療後の最終検査で、ポケット底からのBOPがなく、PPDは極力浅く（PPD＜4 mm）、患者さんと術者が管理しやすい状態になっていることが理想です．

当院では、最終検査時の記録を基準値とし、その後、継続して歯周組織検査による定期的な口腔内のモニタリングを行い、変化を評価・記録して、炎症をコントロールしています．

検査はつねに画一化した方法で行い、術者が異なっても差異がないようにすることが大切です（図4）．SPT時に、基準値よりPPDが2 mm以上深くなり、出血・排膿が継続した状態であれば、疾患の再発が疑われるため、再治療の必要があります（図5）．

SPTによる継続した検査

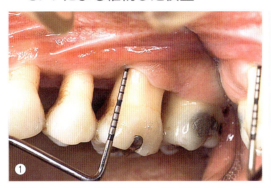
①28歳，女性．基本治療後．┃6 近心に6 mmのPPDが残存したため、歯周外科治療（エムドゲイン療法）を行った

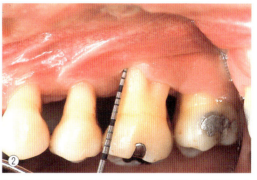
②最終検査時のプロービング．この時点のPPDの数値がSPT時の基準値となる（PPD＜2 mm）

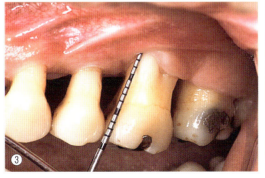
③SPT移行後3年．PPDの数値に変化はなく、良好な状態で維持されている（PPD＜2 mm）

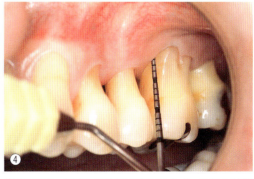
④20年後．PPDの数値に変化はなく、良好な状態で維持されている（PPD＜2 mm）

図4 歯周組織検査によるモニタリング

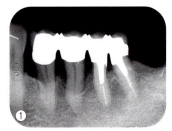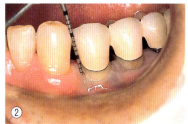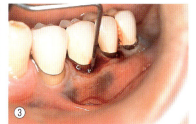
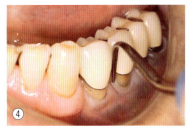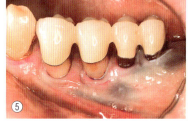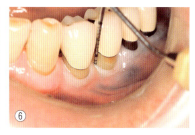

図5　SPT移行後に再治療になったケース
①50歳，男性．最終検査時のX線写真．4 5 はエムドゲインによる歯周組織再生療法がなされている
②最終検査時のプロービング．このときのPPD値が基準値となる．PPD＜3 mm，BOP（－）
③SPT移行後5年．歯肉からの出血がみられ，歯周ポケットが6 mm，BOP（＋）に深化したため，麻酔下で再SRPが行われた
④再SRP時
⑤再口腔衛生指導後のSPTでの染め出しの様子．プラークコントロールは良好な状態に維持できている
⑥SPT移行後20年．マージン部にわずかにプラークの付着がみられるが，PPD＜3 mm，BOP（－）で維持されている

 SPTでは何を行いますか？

A 当院でのSPTの実際を紹介します（図6〜15）．

STEP 1　全身・口腔内の状態の確認（最新情報の確認）

・全身状態や服用薬の変化について（図6）
・前回来院から当日までの間に口腔内に問題があったか

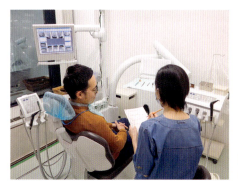

図6　患者さんへの聞き取りの様子
前回来院時からの変化を確認する

STEP 2　歯周組織の検査

- 視診による炎症の徴候（膿瘍・潰瘍など口腔粘膜も含む）の確認
- プロービング深さ（PPD），プロービング時の出血（BOP）の確認（図7）
- 根分岐部病変の確認
- 歯肉退縮の確認
- 咬合と動揺度の確認
- 必要であれば，X線写真（図8）・口腔内写真を撮影（図9）

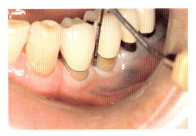 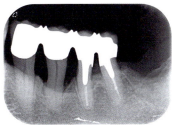 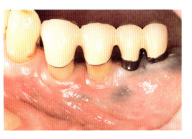

図7　プロービングによる歯周組織検査は毎回行う　　図8　X線写真は必要に応じて歯科医師が撮影する　　図9　口腔内写真も必要に応じて定期的に撮影する

STEP 3　ブラッシングの検査

- 染め出し（図10）によるプラークの有無の確認（来院期間があくと臼歯部・歯間部などの磨きにくい部位にプラークが溜まりやすくなるので注意する）
- 歯ブラシによる外傷の有無（磨きやすい前歯部・頰側面は，磨きすぎに注意する）

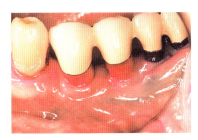

図10　プラークの染め出し
患者さんの了解を得て毎回行う

STEP 4　処置

- 再モチベーション・再口腔衛生指導（図11，12）
- デブライドメント・歯面研磨（歯肉縁下・縁上のプラークコントロール）（図13，14）
- BOPがある部位や深いPPDが残存した部位へのルートデブライドメントもしくは必要があれば麻酔下で再SRPを行う（再治療）
- 抗菌薬の局所応用（必要な場合は歯科医師が行う）
- 齲蝕治療（必要な場合は別に予約をとる）
- 歯周外科治療（必要な場合は別に予約をとる）
- 必要な部位へのフッ化物の塗布

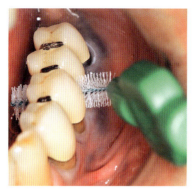

図11 リスク部位への口腔衛生指導
特に歯間部・臼歯部の舌側・遠心面がポイントとなる．リスクが高い部位は指導を強化する

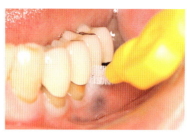

図12 歯間ブラシのサイズは適宜確認する

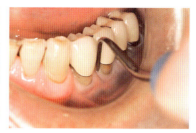

図13 術者によるデブライドメント
オーバートリートメントに注意して歯肉縁上・縁下のプラークコントロールを行う

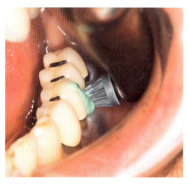

図14 歯面研磨
研磨剤の粒子が細かいフッ化物含有のペーストを使用してプラークを除去することを目的に歯面研磨を行う

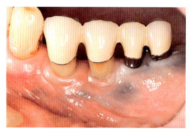

図15 可能なかぎりプラークフリーの状態で維持する

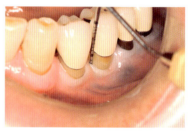

図16 SPT移行後20年
BOP（−），PPD＜3mm．継続したセルフケア・プロケアで口腔内の状態は維持されている

STEP 5　次回の予約の時期の決定

来院間隔の決定については p. 123 参照．

SPTで注意するポイントは？

A　SPT時の検査では，問題を見逃さないことが大切です．

　SPTにおける検査では，患者さんとうまく関係性を保ちながら，限られた時間内で口腔内から全身状態まであらゆることに注意を払い，観察することが求められます．その意味では，**SPTにはコミュニケーション能力を含めた幅広い知識と技術が必要となります．**

SPT時の検査時のポイント

① 前回からの変化を確認

前回のSPTから，全身や歯・歯肉に異常があったかを口頭で確認します．たとえば，「心臓病でいま通院をしている」「数週間前に歯が腫れたが，いまは治まった」など，当日までの変化をカルテに記入します．喫煙者であれば，現在の喫煙本数を確認します．

② 口腔内の確認

舌や口腔粘膜に異常がないかをチェックし（図17），PPD，BOP，根分岐部病変の有無，動揺度，歯冠や歯根に破折線がないか，齲蝕や補綴物，歯冠に欠けている部位がないかなどを確認します．PPDが前回より2mm以上深化している場合やプロービング時の出血や排膿が連続してある場合は注意が必要です（特に排膿は病態が進行している可能性が高い）．動揺度の増加や根分岐部病変が進行していることに気づいたら，歯科医師に報告します（図18-①～⑤）．動揺が病的か生理的範囲内かの判断は歯科医師が行います．X線写真は，必要に応じて歯科医師が定期的に撮影します．根尖病巣や歯根膜の拡大，齲蝕（特に隣接部）も確認します．

齲蝕は，プラークが付着している状態では見落とすことがあるため，歯面のクリーニング後にX線写真を見ながら口腔内と照らし合わせて注意深く確認しています．

■ SPTによる問題の発見 ■

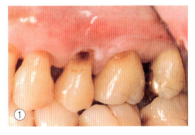
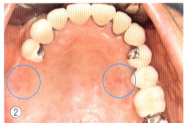

図17 口腔粘膜の確認
①白板症．上顎左側粘膜部に白濁がみられたため歯科医師に報告した
②カンジダ症．口蓋の粘膜が赤くただれている

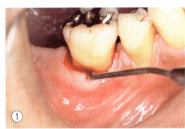
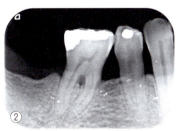

図18 SPT中に根分岐部病変の進行が確認された症例
①プロービングによる検査で ⑥ に根分岐部病変Ⅲ度，深いPPD，排膿とBOPが認められた
②X線写真上で ⑥ の根分岐部に透過像を確認

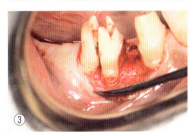
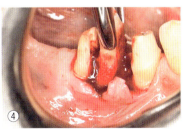
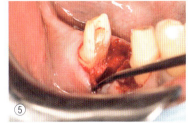

③～⑤歯科医師により ⑥ の近心根は分割・抜去された．

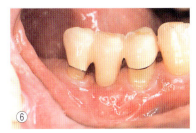
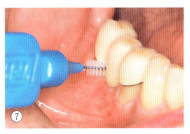

⑥⑦補綴物装着後．SPT時にはブラッシングの検査を必ず行う．隣接面や歯肉辺縁のプラークに注意する

③ ブラッシングの確認

来院間隔があくことで臼歯部・隣接面のプラークスコアが高くなることが多いため，磨きにくい部位を患者さんに知っていただき，磨き方を指導します（図18-⑥⑦）．また，磨きやすい部位には過度のブラッシングによる外傷がみられることがあるので注意が必要です（図19, 20）．

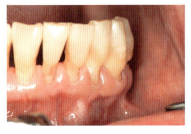

図19 磨きやすい部位に見られた歯質の欠損
下顎前歯部唇側に過度のブラッシングによる歯質の欠損が認められる．患者さんへの説明とブラッシング方法の改善が必要

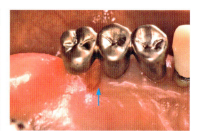

図20 歯肉に認められた傷
歯間ブラシのサイズが誤っていたことにより歯肉に傷が認められた（矢印）．SPTではブラッシング方法や使用する補助清掃用具が適切かも確認する

SPT時の処置のポイント

① 歯肉縁上・縁下のプラークコントロール

SPTでは，歯肉縁上・縁下のプラークコントロールを行います．一度歯周治療で炎症をコントロールしているため，オーバートリートメントに注意しながら，非侵襲的にルートデブライドメントを行いましょう．手用スケーラー，超音波・エアスケーラーを併用しますが，当院ではおもに超音波スケーラーを使用しています．パワーは中程度に設定し，チップの断面に丸みがあるものや先端が細いチップを装着しています（図21）．

② 再発が起こった場合

再発が起こった場合，必要であれば麻酔下で再SRPと再モチベーション，再口腔衛生指導を行います．症例によっては，歯科医師が抗菌薬の局所応用を行います（図22）．再SRP後に，PPDが6mm以上残存する部位では，歯科医師の判断で歯周外科治療へ移行することがあります．

③ ブラッシングの確認とフッ化物の応用

過度なブラッシングが原因で知覚過敏が起きた場合や根面齲蝕が多発したときは，磨き方を改善するような指導を行い，フッ化物（洗口・局所塗布）を応用します（図23）．**SPTで大切なことは，疾患の早期発見・早期治療のチャンスを増やし患者さんが長期的に継続して来院できるよう促すことです．**患者さんは，すこしでも多くの歯を残し，口腔内を健康に維持することを希望しています．SPTを行うことで，口腔内を良好な状態に保てるように努めていきましょう．

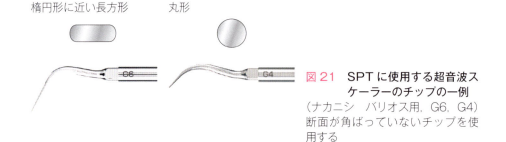

図21 SPTに使用する超音波スケーラーのチップの一例
（ナカニシ　バリオス用，G6，G4）
断面が角ばっていないチップを使用する

SPTはなぜ必要なのですか？ 9

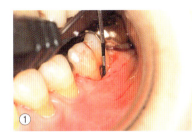 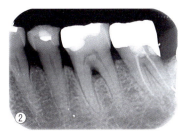 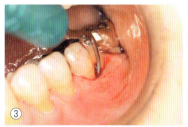

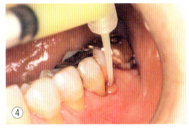 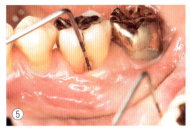

図22 再発部位への処置（Ⅱ度の根分岐部病変）
① 6| 頰側のⅡ度の根分岐部病変にGTR法を行ったところ，根分岐部病変は消失したが，10年後にPPDの深化とBOPがみられた
② 同X線写真
③ 麻酔下で超音波スケーラーを使用したデブライドメントを行い，同部位の再口腔衛生指導を行った
④ 清掃後，歯科医師が抗菌薬の局所応用を行う．同部に根面齲蝕の処置を行った
⑤ SPT以降後20年．PPD＜3 mm，BOP（－），歯周組織の状態は維持されている

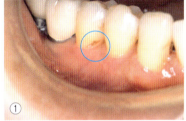 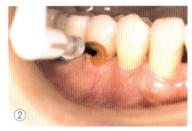 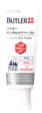

① 4| の頰側に根面齲蝕がみられる
② 来院時にはフッ化物バーニッシュを塗布する
③ ホームケアではフッ化物配合歯磨剤を使用．Check-Up rootcare（ライオン歯科材，左），バトラーデンタルケアペースト（サンスター，右）．両方とも 1,450 ppmF

図23 フッ化物の応用

次回の予約の時期と処置の確定

　動的治療（最終検査）後は1カ月後に次回の予約をとり，その後は3カ月に1度を基準とし，患者さんのリスクに合わせてテーラーメイドで来院期間を決定しています[3,4]．再発などの問題があれば，次の来院は1～2カ月間隔と短めとし，問題がなく患者さんのプラークコントロールが良好な場合は期間を延長します（6～最長12カ月に1度）．プラークコントロールが上手くいかない患者さんでは，術者によるプロケアと再モチベーションのために短い期間で来院していただくこともあります．頻繁に来院する患者さんでは，オーバートリートメントに注意しましょう．

Clinical Point　SPT中に問題が起こったら…

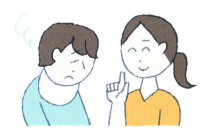

　患者さんのなかには，「定期的に通院しているのに齲蝕ができたり，歯周ポケットが深くなったりする歯がある」とおっしゃる方がいます．そんなときは，「SPTで経過観察しているからこそ，早い段階でみつけることができました．よかったです！」と答えるのはいかがでしょうか？

123

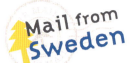
歯科衛生士って素敵な仕事！

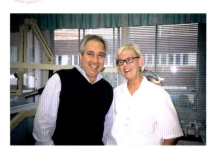

図24 スウェーデン，Frölunda にある Ingvar Ericsson 先生のクリニックで
イタリア人の患者さんと歯科衛生士の Ann-Marie Eriksson さん

　世界的に有名な歯周病専門医・Ingvar Ericsson 先生のクリニックを訪れたときのこと．そこで働く歯科衛生士の Ann-Marie さんの SPT を見学しました．そのときの患者さんは，イタリアから飛行機に乗って長年にわたり来院されているとのこと．彼女が厳密に SPT を行うなか，まるで長年の友にように話がはずむ 2 人に，患者さんが彼女に絶大な信頼を置いているのがよくわかりました．"歯科衛生士の仕事は素敵！"と思えた瞬間でした．

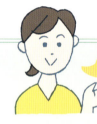

Ann-Marieを紹介します！

　インプラントの研究で有名な Ericsson 先生のプライベートクリニックに長年勤務している歯科衛生士の Marie さん．彼女の担当する患者さんの多くは，かつて重度の歯周病に罹患して，歯周治療後に多数のインプラントが埋入されています．彼女の SPT を見学している私に，「Ericsson 先生はね，インプラント治療を受けようとするヘビースモーカーの患者さんの胸のポケットから，タバコをわしづかみにして窓から放り投げてしまったの！」と笑いながらも，先生を心から尊敬しているのが伝わってきました．インプラントは適切に埋入するだけではなく，リスクファクターを考慮した管理も大切だと実感しました．

Dr.Hirookaのアドバイス

SPTは歯周治療成功のキーポイント！

　歯周治療の成功の鍵は SPT です．患者さんと上手にコミュニケーションをとり，どの部分にリスクがあり，どのように管理していけばよいか歯科医師と情報共有しながら取り組みましょう！

Chapter 10

インプラント周囲病変とはどのようなものですか？

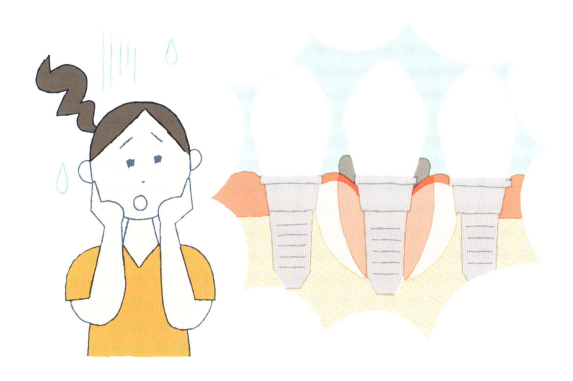

Q インプラント周囲組織と天然歯の歯周組織との違いは？

A インプラント周囲病変を理解するために，インプラント周囲組織と天然歯の歯周組織の違いを知ることが大切です（図1）．

　動物実験から得られた結果より，歯周組織では線維層が歯軸に対し水平に走行しているのに対し，インプラント周囲組織にはセメント質がないため，線維がインプラントの長軸と平行に走行していることがわかっています．このため，プローブへの抵抗性が低いと考えられ，**インプラント周囲へのプロービングは適切な圧（約25 g, 0.25 N）で慎重に行う必要があります**[1,2]．

　また，歯周組織には，歯周靱帯に血管網が存在しますが，インプラントでは骨が直接インプラントに接合し歯周靱帯が介在していないことから，この部位の血管網が欠落しています．血液は病原体などの異物に対する防御機構の役割を果たすため，**インプラントは天然歯と比べてプラークに対する防御力が低いと考えられます**．

■ 天然歯とインプラント ■

〈線維の走行〉

歯周組織
歯肉線維が歯軸に対し水平に走行

インプラント
セメント質がなく，周囲粘膜に存在する線維構造はインプラントの長軸と平行に走行
⇒ プローブへの抵抗性が低い

〈結合組織〉

歯周組織
歯周靱帯から分布する血管が存在

インプラント
歯周組織に比べコラーゲン線維が多く，線維芽細胞が少ない．骨と直接接合しており歯周靱帯が介在しない．血管網が欠落している
インプラントは天然歯と比較して病原体などの異物に対する防御力が低い

図1　健康なインプラント周囲組織と歯周組織の比較

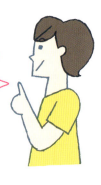

インプラント周囲組織は天然歯の歯周組織より繊細！慎重にプロービングをしよう

Q インプラント周囲組織に炎症が起こるとどうなりますか？

A インプラント周囲の粘膜に炎症が起こると「インプラント周囲粘膜炎」、さらに炎症が進み支持骨の喪失が起こると「インプラント周囲炎」となります．

インプラント周囲粘膜炎とインプラント周囲炎

インプラント周囲粘膜にプラークが付着すると、インプラント周囲に炎症が起こります．炎症がインプラント周囲粘膜に限局している状態が**「インプラント周囲粘膜炎」**（図2）です．さらに炎症が波及してインプラント支持骨が喪失した状態が**「インプラント周囲炎」**（図3）で、病変が進行するとインプラントの喪失につながります．

■ インプラント周囲粘膜炎とインプラント周囲炎 ■

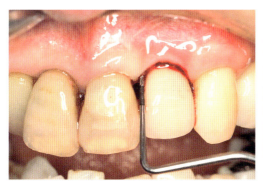
①55歳，女性．SPT来院時にインプラント部近心にPPD＞4mm，BOP（＋）が認められた

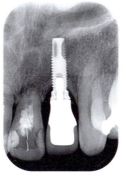
②X線写真では骨の吸収が認められなかったため、インプラント周囲粘膜炎と診断された

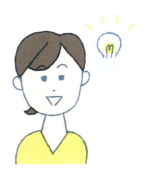
歯槽骨の吸収がない＝「インプラント周囲粘膜炎」です

図2 インプラント周囲粘膜炎に罹患した患者さん

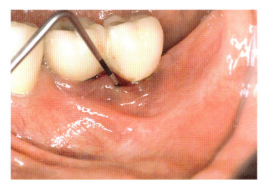
①62歳，女性．2年前にインプラント治療を受けた．PPD 6mm，BOP（＋）

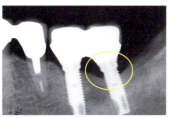
②同X線写真．右側のインプラント周囲の支持骨が喪失している．放置するとインプラントの脱落につながる

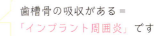
歯槽骨の吸収がある＝「インプラント周囲炎」です

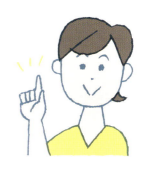

図3 インプラント周囲炎に罹患した患者さん

インプラント周囲粘膜炎は歯肉炎と同様プラークコントロールで治る可能性がありますが，インプラント周囲炎になってしまうと，治療が難しくなります．

インプラント周囲炎への治療は現時点では確立されていないため，インプラント周囲炎に進行させないように，インプラント粘膜炎の段階で気づき，プラークコントロールを徹底する必要があります．

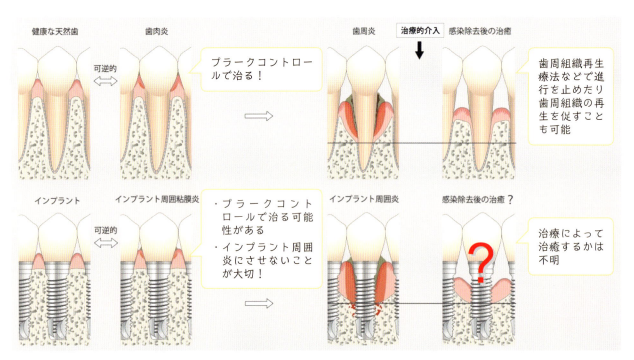

図4　インプラント周囲粘膜炎とインプラント周囲炎

Clinical Point　インプラント周囲病変の新たな定義

2017年11月，AAP（米国歯周病学会，American Academy of Periodontology）とEFP（欧州歯周病学会，European Federation of Periodontology）が合同でワークショップを開催し，インプラント周囲病変の診査・診断基準に関するコンセンサスレポートを発表しました[3]．

これまでインプラント周囲病変の診断基準が示されていなかった理由の1つに，インプラントの形状がシステムによって異なるため，天然歯におけるCEJのような明確な基準点を策定できなかったことがあります．

しかし，このレポートにおいては，「健康なインプラント周囲組織」についての定義がなされるとともに，異なるインプラントシステムでも病態を正しく診断できるように，インプラントの上部構造が装着されたとき（骨がリモデリングした後）を基準として，プロービングやX線写真によって診断することが推奨されています．

また，他院から転院してきた患者さんで，基準となる資料がない場合は，初診時からの資料を採取し，変化を確認していくことが勧められています．

■ インプラント周囲病変の定義 ■

健康なインプラント周囲組織
- 臨床的に炎症の徴候（発赤，腫脹）がない
- 適切なプロービングで出血（BOP）が認められない
- 前回の検査時よりプロービングポケットデプス（PPD）が深くなっていない
- X線写真上で上部構造装着後（初期の骨のリモデリング後）に骨喪失が認められない

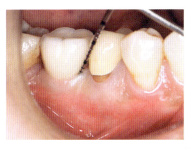 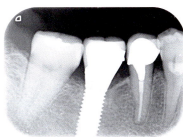 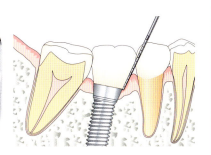

図5　健康なインプラント周囲組織[4,5]
⑥相当部に埋入されたインプラント．炎症の徴候，BOP，骨の喪失は認められない．PPD＜2 mm．プローブ先端は接合上皮内に留まっている

インプラント周囲粘膜炎
- 前回の診査時よりPPDが深くなっている/いないにかかわらず，適切なプロービングで出血や排膿が認められる
- X線写真上で上部構造装着後（初期の骨のリモデリング後）と比べて骨喪失が認められない

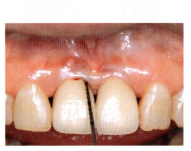 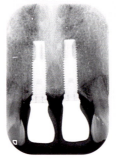 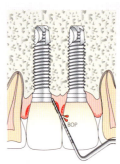

図6 インプラント周囲粘膜炎[4,5]
PPD 3 mm，BOP（＋）．炎症は粘膜に限局しており，骨喪失は認められない．プローブ先端は炎症部を突き抜けているが，骨までは達していない

インプラント周囲炎

- プロービング時出血／排膿が認められる
- 以前の検査と比較してPPDが増加している
- 初期の骨リモデリングによる歯槽骨レベルの変化以上に骨量が減少している

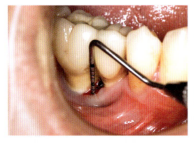 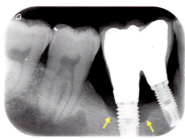 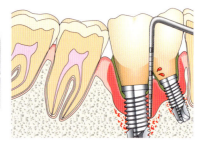

図7 インプラント周囲炎[4,5]
PPD 7 mm，BOP（＋）．X線上で皿状の骨欠損が認められる（矢印）．プローブ先端は骨に達することもある

インプラント周囲炎（転院などで前回の検査の記録がない場合）

- 適切なプロービングで出血／排膿が認められる
- PPDが6 mm以上
- インプラント周囲の骨喪失が3 mm以上根尖側にある

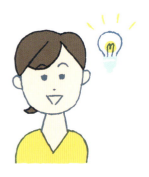

通常は上部構造装着後，転院などで資料がない場合は初診時を基準として変化を確認していきましょう！

インプラント周囲病変とはどのようなものですか？ 10

> ### Clinical Point
> ### インプラント周囲炎のX線写真像
>
> 　インプラント周囲へのプロービングでインプラント周囲炎の徴候が認められた場合，骨吸収の程度を確認するためにX線写真が撮影されます．オッセオインテグレーションの喪失はインプラント周囲の透過像という形でみられますが，さまざまな骨吸収の形があり，X線写真上での鑑別は難しいこともあります．
> 　荷重負担によるオッセオインテグレーションの喪失の場合も，インプラント周囲に透過像が観察されます（図8）．
>
>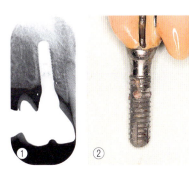
>
> **図8　荷重負担によるインプラント周囲の骨欠損**
> ①インプラント周囲にプローブを挿入すると，全周にわたって深いポケットが確認できた．X線写真上では右側のインプラント体周囲に根尖に及ぶ透過像が確認できた．インプラント周囲炎と間違えやすいが，皿状の骨欠損を呈するインプラント周囲炎と異なり，インプラント周囲の全周にわたって骨が欠損していることから，過重によるインプラント周囲の骨欠損と診断された
> ②撤去されたインプラント体

Q インプラント周囲組織の検査はどのように行うのですか？

A インプラント周囲病変の診断は歯周病の診断に準拠しており，インプラント周囲組織検査も，歯周組織検査と同様の方法で行います．

視診

　インプラント周囲組織に発赤や腫脹がないか確認します．プラークの付着の有無を確認し，可能なら染め出しを行います．特にインプラント周囲粘膜とインプラント体の境目に注意しましょう．もし，プラークの付着があれば，モチベーションと口腔衛生指導を行います．

プロービングによる検査

・プロービング深さ（PPD）の確認

・プロービング時の出血（BOP）／排膿の確認

　プローブを用いて適切な圧（約 25 g, 0.25 N）で PPD を測定します．このとき，上部構造の形態に注意します．通常はメタルのプローブを用いますが，上部構造のデザインにより測定が難しい場合は，柔軟性のあるプラスチック製のプローブ（図 9）を使用することもあります．それでもプローブの挿入が難しい場合は，挿入できる部位のみ測定します．

　インプラント周囲を 4 点法で測定し，BOP／排膿の有無を確認し，チャートに記入します．PPD が増加している場合，もしくは PPD が 6 mm 以上であれば歯科医師が治療的介入の必要性を判断します．

　インプラント周囲粘膜に発赤・腫脹・粘膜過形成・インプラント周囲粘膜の退縮があればチャートに記録します．

　インプラント粘膜炎とインプラント周囲炎は判断が難しいため，炎症がみられたら歯科医師に報告し，すみやかに治療的な介入を行うことが求められます．

動揺度

　単独植立でスクリュータイプの場合は，ネジ（スクリュー）のゆるみや破折などによる上部構造の動揺や，フィクスチャーの破折などによる動揺をチェックします．2 本以上植立されている場合は上部構造は連結されているので，上部構造を外すことができなければ，動揺度の確認はできません．

X 線検査

　プロービング検査で出血があり，PPD が増加している，もしくは PPD が 6 mm 以上になった時点で歯科医師が X 線検査を行い，骨レベルを確認します．X 線写真上で支持骨の喪失がみられた場合は，インプラント周囲炎の可能性があります．

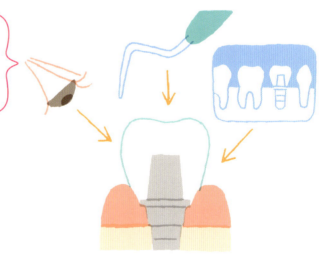

病理像を想像しながら検査を行うと，より正確な検査ができます

Clinical Point　インプラント周囲にプロービングを行ってもいいの？

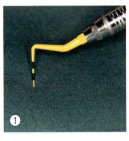 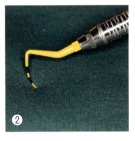

図9　インプラント用のプラスチックプローブ
①プラスチックプローブ（カラーコードプローブ カラービュー 11, Hu-Friedy）
②プラスチック製なので曲げて測定できる．上部構造のデザインによりメタルのプローブで測定ができない場合などで代用できる

　インプラント周囲病変を診断するうえで，プロービングは大切な検査です．インプラント周囲粘膜へのプロービングで剥離した接合上皮性付着は5日間で再生し，インプラントに不可逆的な侵襲が加わったり，疾患を起こしたりすることがないことがわかっています[6]．プロービングを行うことでインプラントならびに周囲組織にダメージを与えることはありません．

Clinical Point　インプラント周囲のプロービングのポイント（図10）

- 検査では常に同じ種類のプローブを用いる
- 通常はメタルプローブを使用する．上部構造の形態によって測定が難しい場合は，プラスチックプローブを選択することがある
- 約25 g（0.25 N）の弱圧でプロービングを行う
- インプラント周囲炎は，インプラント表面全体に炎症が広がる傾向があり，1カ所でも深いPPDが認められたら，炎症が全体に及んでいると考える
- 上部構造の形態に妨げられてプローブをインプラント体に添って挿入できない場合，上部構造を外さないと正確なプロービングができない．この場合，術者も患者さんも適切な清掃ができないと考えられ，上部構造の形態修正または再製を行う必要がある（図11，12）

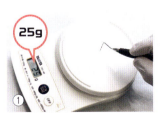 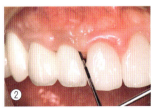 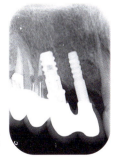

図10　インプラント周囲へのプロービング
①約25 gの圧で行う　②3│相当部に埋入されたインプラントへのプロービング

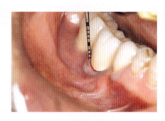 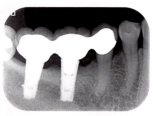 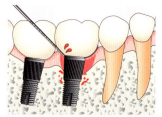

図11　上部構造の形態とプロービング
上部構造がオーバーカントゥア（補綴・修復物における頬舌面の膨隆が過剰な状態）だと適切にプローブを挿入することができず，正確なプロービングが行えない

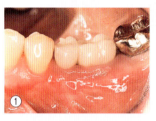 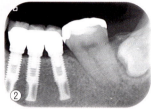 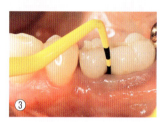
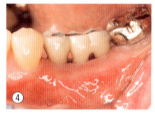 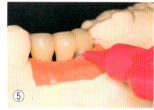 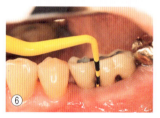

図12　上部構造の形態修整
①隣接部に清掃用具が入らず，セルフケア・プロケアができない上部構造
②同部位のX線写真（埋入位置が近接している）
③この上部構造ではプロービングが難しい
④〜⑥プロービングがしやすく，清掃性を考慮した形態に再製・再装着された

Q インプラント周囲病変のリスクファクターには何がありますか？

A インプラント周囲病変のリスクファクターには，局所因子として口腔衛生の不良，歯周病の既往，上部構造の形態，セメントの取り残し，全身因子として喫煙や糖尿病などの全身疾患などがあげられています[7]．

どのような場合にリスクがあるのか，術者も患者さんも知っておく必要があります．また，インプラント周囲病変のリスクも含めた情報提供は，歯周病の患者さんと同様に必ず行います．

局所因子

　局所因子として口腔衛生があげられます．天然歯と同様，インプラント周囲に細菌性プラークが蓄積すると，インプラント周囲病変の原因になります．特に歯周病の患者さんでは，インプラント周囲にも歯周病原菌が付着することがわかっているため，歯周病の既往に注意します．歯周病であればインプラント治療開始前に歯周治療を行い，炎症がない状態で治療を行うことが重要です．

　良好な口腔衛生を保つためにも，上部構造は患者さんと術者の両方がアクセスしやすい形態を考慮します[8]．高齢者では年齢ともに口腔清掃がしにくくなるので，SPT 中に上部構造の形態修正を行うこともあります．また，上部構造をセメント合着する場合は，セメントの取り残しが人工的な歯石と同じ状態になり，プラークが付着しやすくなるため注意します．

全身因子

　インプラント周囲病変の修飾因子として喫煙があげられます[9]．喫煙により血管が収縮すると，生体の防御反応が弱くなり，インプラント周囲病変にかかりやすくなると考えられます．そのため，禁煙指導は欠かせません．また，糖尿病の患者さんもインプラント周囲炎に罹患しやすいため，糖尿病のコントロール状態を確認しましょう．病態によっては医科への紹介が必要になります．

■ インプラント周囲病変のリスクファクター ■

局所的因子
・口腔衛生不良
・歯周炎の既往
・継続した SPT を行っていない
・余剰セメントの取り残し
・不適切なインプラントの埋入位置
・口腔衛生が確立できない上部構造のデザイン

全身的因子
・後天的因子（糖尿病など）
・環境因子（喫煙など）

図 13　インプラント周囲病変の局所的因子と全身的因子

Q インプラント周囲病変の治療はどのように行われますか？

インプラント周囲粘膜炎は，適切に治療をすれば健康な状態に戻ることが可能だとされていますが，インプラント周囲炎では，エビデンスに沿った治療法は確立されていない状況です．現在のところ，歯周治療に準じて行うのが原則です．

インプラント周囲病変の増加に伴い，治療方法の確立が急務となっています．インプラント周囲病変と歯周病はともに細菌性プラークを原因として同様の機序で発症することから，**インプラント周囲病変の治療は，歯周治療に準じて行うのが原則となっています．**

　インプラント周囲病変と診断されたら，歯周治療と同様に基本治療（初期治療）が開始され，歯科衛生士によるモチベーションと口腔衛生指導，患者さん自身のプラークコントロールが行われます．残存歯があればその歯周組織も検査し，必要があれば残存歯に対する歯周治療を行います．その後，非外科的なデブライドメントによりインプラント周囲粘膜縁上・縁下のバイオフィルムを除去します．

　再評価後，炎症がコントロールされていたらサポーティブセラピー（SPT）へ移行します．改善されていなければ，外科治療も検討されます．

■ インプラント周囲病変の治療 ■

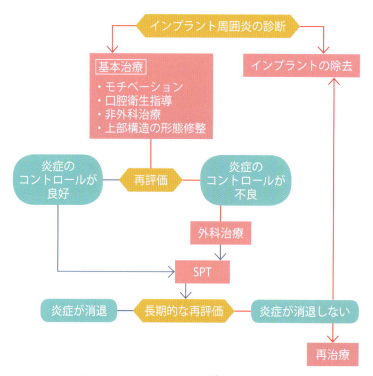

図14　インプラント周囲炎の治療手順[11]

> インプラント周囲病変に対しては，歯周炎に準じた治療が行われます

インプラント周囲粘膜炎への治療

　インプラント周囲粘膜炎の患者さんに対しては，天然歯と同様にプラークが原因で炎症が起きることを伝え，この時点で治療を行えば健康を回復できることを説明します．そのうえで患者さんによるプラークコントロールがインプラント周囲組織の健康の確立に不可欠であることを理解していただき，歯肉炎の患者さんと同様に口腔衛生指導とモチベーションを行います．

　治療には手用スケーラーや音波・超音波スケーラーを用いた非外科的デブライドメントが一定の効果をあげていますが，手用インスツルメントは器具のデザインによりアプローチが容易ではない場合があります．超音波スケーラーを使用する場合は，ラバー製，プラスチック製のチップを装着することで，ダメージを与えずに沈着物を除去することが可能です（図 15）．近年では，エアポリッシャー（図 16）も用いられています．

　上部構造のデザインに問題があり，プロケア・セルフケアができない場合は，上部構造の修正が必要になります．

▪ インプラント周囲粘膜炎の非外科治療 ▪

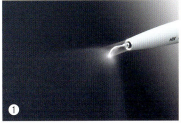
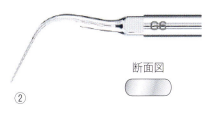

図 15　インプラント周囲に使用可能な超音波スケーラーの一例
①Various Combi Pro（ナカニシ）
②縁下に挿入するための幅の狭いスリムチップ（ナカニシ バリオス用，G6）

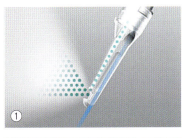
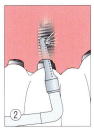

①②ノズルの先端部から水とパウダー（グリシン）が噴霧される（Perio-mate/ナカニシ）

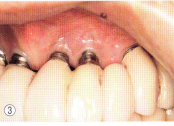
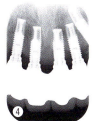

③④上顎前歯部相当部に埋入されたインプラント
⑤エアポリッシャーを用いたデブライドメント

図 16　エアポリッシングの適応

インプラント周囲粘膜炎への非外科治療

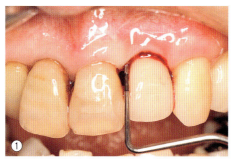
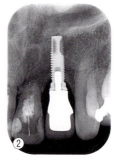
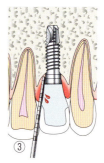

①〜③55歳，女性．SPT 来院時，|2 相当部に埋入されたインプラント近心に 4 mm 以上の PPD と出血が認められた．X 線写真では骨の吸収が認められなかったため，インプラント周囲粘膜炎と診断された

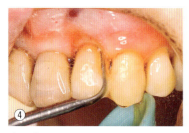
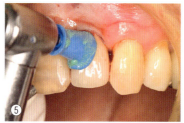
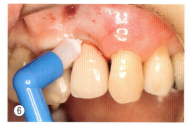

④〜⑥超音波スケーラーによる非外科治療と再モチベーション，再口腔衛生指導を行った

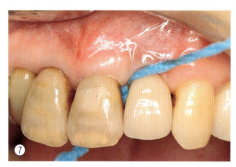
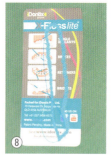

⑦⑧1 カ月後の再来院時に確認したところ，患者さんによる歯肉縁上のプラークコントロールが確立されていた．審美的な理由により上部構造の立ち上がりがインプラント周囲粘膜下にあるため，歯ブラシのほかにスーパーフロス（X-Floss，Dontix）とシングルタフテットブラシの使用を指導

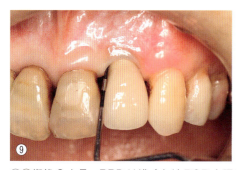
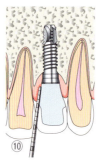

⑨⑩術後 3 カ月．PPD は浅くなり BOP も認められなくなった

図 17　インプラント周囲粘膜炎の非外科治療の手順

インプラント周囲炎への治療

インプラント周囲炎まで進行してしまうと基本治療のみでは対応が難しく，多くが外科治療の適応になります（図18）．ただし，インプラント周囲炎に対してもモチベーションや口腔衛生指導などの基本治療は必ず行われます．

■ インプラント周囲炎への外科治療 ■

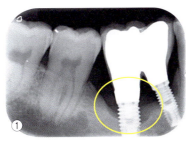 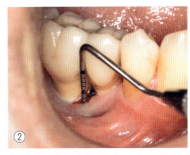 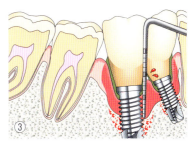

①〜③46歳，男性．他院からの転院．初診時，6⏋相当部のインプラントはPPD 7 mm，BOP（＋）で排膿が認められた．X線写真上では5スレッドに及ぶ皿状の骨欠損が存在したため，インプラント周囲炎と診断された

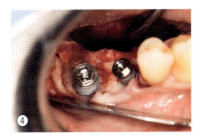

④フラップを翻転し，可能な限りデブライドメントを行った

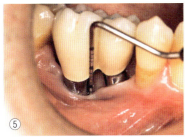 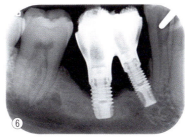 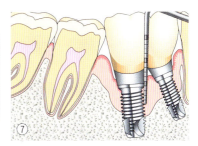

⑤〜⑦下顎右側インプラント周囲炎の治療から2年後．インプラント周囲のBOPは消失し，PPDは3 mm以下．①のX線像と比べ，骨レベルの喪失はない

図18　インプラント周囲炎への外科治療

表　インプラント周囲炎への外科治療の種類

①切除療法（Resective therapy）
インプラント周囲に対し，フラップを翻転して行う．器具のアクセスがよくなることで，プラークを除去し，治癒へと導くことができる

②再建療法（Reconstructive therapy）
インプラント周囲炎で大きく骨が失われた部位において，審美性の回復が必要な場合に，骨補填材を用いて行われる．術式や骨欠損部に塡入する材料については現在のところ確立に至っていない

※インプラント周囲の骨欠損の形態が3，4壁性であれば再建療法が，1，2壁性であれば切除療法が適応と考えられる．また，審美的要求の高い部位も再建療法が望ましいとされる．

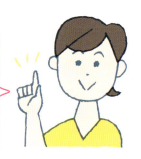

> インプラント周囲炎に対しても，基本治療は必ず行いますが，非外科治療だけでは治癒が難しく，多くが外科治療が必要となります．
> 外科治療を行うにあたっても患者さんへのモチベーションと口腔衛生指導は不可欠です！

Dr.Hirookaのアドバイス

インプラント周囲病変の予防に努めよう！

インプラント周囲炎に関しては，現在のところ，外科治療も含めた治療のための特定の治療法が確立されておらず，インプラント周囲炎に進行する前の段階，つまりインプラント周囲粘膜炎で疾患をくい止めることが重要です．

Clinical Point

インプラント周囲に使用するインスツルメントについて

インプラント周囲の粘膜が正常な場合，ラバーカップやポイントチップでインプラント周囲粘膜縁上のバイオフィルムを除去することで十分です．石灰化した沈着物が縁上に付着している場合は，適切なインスツルメントを選択して除去します．

インプラント周囲粘膜炎やインプラント周囲炎に罹患している場合，インプラント周囲にポケットが形成されているため，ポケット内を清掃する必要があります．インプラント体と周囲粘膜の境目はとても狭いので，到達性を考慮して薄く細いインスツルメントを選択します．

スウェーデンの歯周病専門医 Giovanni Serino 先生は，超音波スケーラーにメタルチップを装着して清掃していました．メタルチップを使うことでインプラントに傷がつくことが懸念されますが，いまのところほかに優れた清掃器具がなく，治療のためにはインプラント周囲の清掃が優先されます．

Serino 先生の研究では，インプラント周囲炎の患者さんに対して，外科処置後のメインテナンス時にメタルチップを使用した超音波スケーラーによるスケーリングを 5 年間続けた結果，問題がみられなかったという報告がありました[12]．Serino 先生は「重要なことは患者さんにとってどの治療法がもっとも効果があるかを考えることだ」と話されていました．当院でも，インプラント周囲のポケットの清掃を行う場合は，細いメタルチップを使用しています．

Mail from Sweden　息子さんの通訳

　ボロース（Borås）の歯周病専門病院に見学に行ったときのこと．歯周病専門医のGiovanni Serino先生（p.150参照）は，診療室に設置されたモニターを見せながら，インプラント周囲病変に罹患した患者さんに原因と治療法についてわかりやすく説明していました．

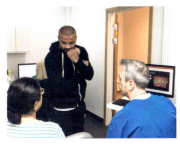

図19　Serino先生のクリニックにて

　その日は，スウェーデン語がわからない初診の母親に付き添って，息子さんも来ていました．Serino先生がスウェーデン語で説明をすると，その傍らで息子さんが母国語に通訳します．患者さんが病気について理解できないと治療ができないので付き添いを依頼したのです．息子さんは母親が「"インプラントも病気になるの？"と驚いている」と先生に話していました．

　インターナショナルな国，スウェーデンの日常風景です．

Chapter 11

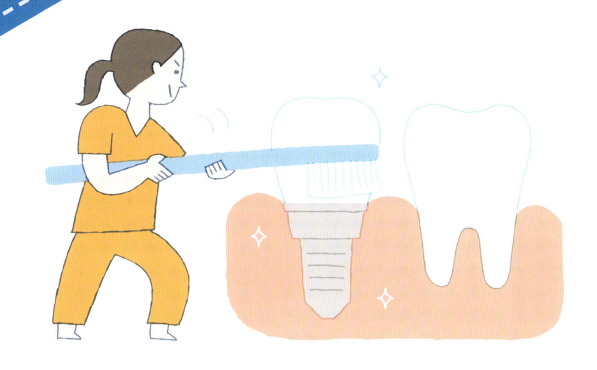

インプラントのSPTは
どのように行いますか？

日本人の歯を喪失する原因の多くは、細菌性プラーク（デンタルバイオフィルム）由来の歯周病や齲蝕です．不運にもそれらが原因となって歯を失った場合、その歯の代用としてインプラントが応用されます．インプラント治療を受けた患者さんは歯の喪失の既往があることから、細菌性プラークによるリスクがすでに存在しています．

　そのため、**治療計画が立案された時点から、インプラントに対するサポーティブセラピー（SPT,** p.114 参照）**が必要です**．患者さんの口腔衛生状態を良好に保ちながら、インプラント周囲粘膜や上部構造、インプラント体を定期的にチェックしていくことで、インプラントを機能的に維持していくことが可能になります．

インプラントの SPT の目標はなんですか？

A インプラントの SPT においては、インプラントが良好な状態で維持され、口腔内で機能していくことが目標となります．

　インプラント治療における失敗は、オッセオインテグレーションが破壊され、インプラントが機能しなくなったときです．おもな原因として「過重負担（物理的要因）」と「インプラント周囲病変（インプラント周囲の炎症、生物学的要因）」によるものがあり、SPT ではこの 2 つを注視していきます．

　インプラント治療においては、治療開始前から、患者さんの良好な口腔衛生状態を確立し、インプラント周囲病変にならないように予防をします（一次予防）．インプラント周囲病変に罹患してしまった場合は、早期に治療を行い、その後は再発を防ぐ必要があります（二次予防）． また、上部構造装着後には、過重負担による上部構造の破折など、力の問題にも注意します．

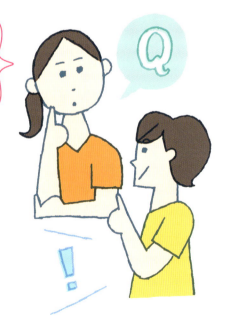

治療開始前からインプラントの SPT は始まっています！

■ 継続した SPT によりインプラント埋入後も良好に経過している症例 ■

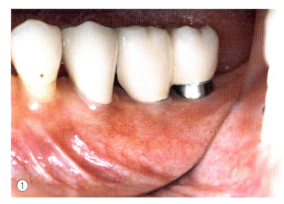
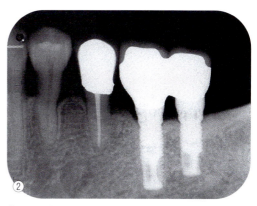

①55歳，女性．最終検査時の口腔内写真．歯周治療後，欠損部位にインプラントが応用された．3カ月ごとのSPTを開始

②同X線写真

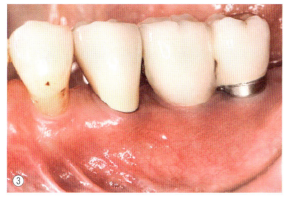
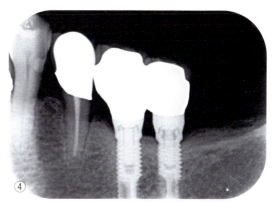

③20年後の口腔内写真．インプラント周囲に角化歯肉がないにもかかわらず，厳密なSPTによりインプラント周囲粘膜に異常は認められない

④同X線写真．インプラント周囲の支持骨に変化は認められない

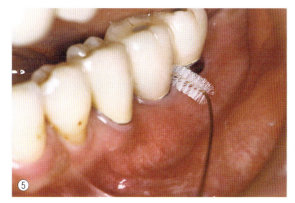
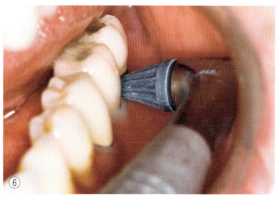

⑤セルフケアも確立されている

⑥SPTの様子．ラバーチップを用いたポリッシング

図1　歯周病で歯を喪失した患者さんに応用されたインプラント
継続してSPTを行うことで，20年間問題なく経過している
（ザ・クインテッセンス，**33**（3）より）

Q インプラントのSPTでチェックすべきなのはどこですか？

A 基本的には，歯周病の患者さんに行うSPTと同様ですが，天然歯とインプラントの違いに注意して3つのパートに分けて行います（図5）．

インプラントのSPTでのチェックポイント

① 上部構造

スウェーデンデンタルセンター（SDC）では，できる限り取り外しが可能なスクリュー（ねじ）タイプのインプラントを使用しています．SPT時にねじの緩みがないか，上部構造のチップ，咬合状態，天然歯との連結部の変形や天然歯とのコンタクトの有無を確認します．単独植立の場合は，動揺度の確認も行います．夜間にナイトガードを装着している場合，破損や咬耗がないかも確認します．

② インプラント周囲粘膜

プロービングによるインプラント周囲粘膜の検査を行います．

③ インプラント体

通常は，上部構造装着後のX線写真が基準となります．X線写真は定期的に歯科医師が撮影し，基準値となる上部構造装着時のX線写真と比較して，インプラント周囲支持骨の喪失がないかを確認します．単独植立の場合，フィクスチャー自体の動揺も確認します．

■ インプラントの基本構造 ■

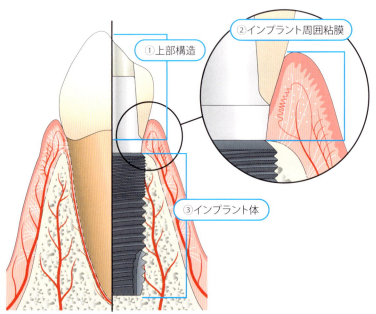

図2 インプラントの検査は，3つのパートに分けてチェックする

Q インプラントのSPTの流れを教えてください

A 当院では以下のような流れで行っています（図3～8）

STEP 1　全身・口腔内の状態の確認（最新情報の確認）

- 全身状態や服用薬の変化について
- インプラントに違和感や痛みがなかったか
- 喫煙者であれば，現在の喫煙状況（禁煙支援）

STEP 2　上部構造の検査（図3, 4）

- 咬耗，アバットメントと上部構造の不適合，ねじの緩み，アバットメントとインプラントの結合部の破損の確認

※上部構造やインプラント周囲粘膜に異常がみられた場合は，ただちに歯科医師に報告する

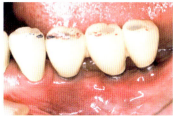
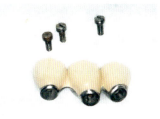

図3　上部構造の破損や緩みがないか，スクリューのアクセスホールの充填物がとれていないかチェックする

図4　ねじの緩み，破折がないか確認する

STEP 3　インプラント周囲の検査

- PℓI（プラークインデックス），PPD，BOP／排膿の有無（図5）
- ウォーキングストロークでプロービングを行い，一番深いPPDを記録する（SDCでは4点法で行っている）
- BOP／排膿がある場合は，要注意部位としてチャートに記入する

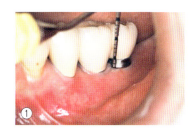
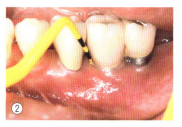

図5　プローブによる検査
①基本的には，天然歯と同様にメタルのプローブを用い，擬陽性を避けるために弱圧（0.25 N）で行う
②上部構造の形態のために測定しにくい場合は，曲がるプラスチック製のプローブを用いる

147

STEP 4　インプラント周囲支持骨の検査（図6）

・必要に応じて定期的に歯科医師がX線写真撮影を行う

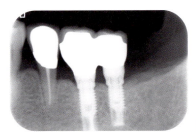

図6　X線写真の撮影

STEP 5　口腔衛生指導・モチベーション

※PPDの深化，BOP（＋）が認められる，プラークが付着している場合は，再モチベーションと再口腔衛生指導を行う（図7）

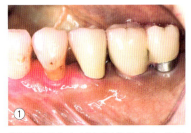
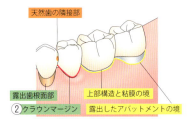
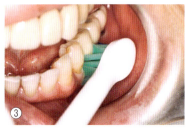

①可能であれば毎回染め出しを行い，セルフケアの状態を確認する

②ブラッシングのポイント．上部構造と粘膜との境目や天然歯の残存部位にも注意する

③プラークの付着がある場合は，再モチベーション・再口腔衛生指導を行う

図7　モチベーション，ブラッシング指導

STEP 6　処置（図8）

・術者によるクリーニング（インプラント周囲のプラークコントロール）

※インプラント周囲粘膜が正常であり，軟らかい付着物であれば，エアブラシやラバーカップを用いたクリーニングやポリッシングを行う

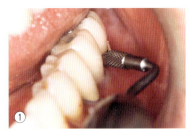
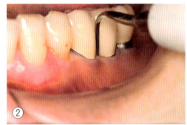
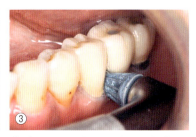

①②上部構造を含めたインプラント周囲のクリーニング．軟らかい付着物はエアブラシを使用して除去．石灰化した付着物には超音波スケーラーなどを用いる

③プロフィーポイントを用いたポリッシング．研磨剤は細かい粒子のものを使用する．天然歯が残存している場合は，フッ化物含有の研磨剤を選択するとよい．SPT終了時には，プラークフリーの状態で終了する

図8　術者によるクリーニング

STEP 7　次回の予約の時期の確定

・来院間隔は個々のリスクに合わせてテーラーメイドで決定する（天然歯が残存している場合，天然歯のSPTに準じて行う．一般的に3～6カ月間隔）
・治療的な介入を行った直後など，リスクが高い患者さんでは，安定するまで来院間隔を短く設定する
・リスクが低い患者さんは6カ月～1年ほどの間隔で行う

Q 患者さんへの情報提供はどのように行っていますか？

A　情報提供の質が患者さんのインプラントのSPTへのモチベーションに直結することを心得ておきましょう．

　患者さんには，インプラント治療が立案された時点から，インプラント周囲にも細菌性プラークが付着して天然歯と同様に炎症が起きることを伝えます．特に，歯周病の患者さんにインプラントを応用した場合，歯周治療が成功してインプラント治療を行っても，インプラント周囲病変にかかるリスクが高く，継続したSPTが不可欠であることを理解してもらいます．
　インプラントをよい状態に保つためには，患者さん自身による十分なセルフケアと術者によるプロフェッショナルケアの両方が必要であり，生涯にわたってSPTにより管理していくことでインプラントが長く機能できることをお話します（図9）．

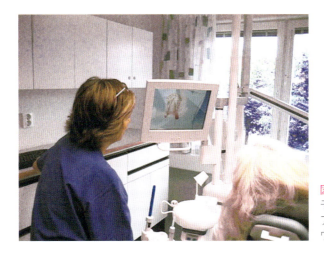

図9　患者さんへの情報提供
モニターを患者さんに見せながら，インプラント周囲病変について説明するスウェーデンの歯科衛生士

Mail from Sweden — インプラント埋入患者の高齢化とインプラント周囲炎

　スウェーデンの Borås の公共病院の歯周病科の主任で弘岡先生のイエテボリ大学の同級生の Serino Giovanni 先生は，毎日たくさんのインプラント周囲炎の患者さんを診ており，そのほとんどは高齢者です．

　若いときにインプラントを埋入した患者さんもやがては年をとります．高齢になると，全身疾患に罹患し，それに伴い服用薬も増えます．手も器用に動かなくなり，口腔衛生に問題もでてくるでしょう．身体が動いて来院できるうちはよくても，クリニックまでなかなか来られなくなる患者さんもいます．

　「インプラントは QOL を向上させる治療ですが，問題もあるんです」Serino 先生は静かに語りました．先生は，インプラント周囲病変に関するさまざまな問題を解決すべく，臨床をこなしながら多くの文献を出しています．現場を知っている先生だからこそ切実なのでしょう．このクリニックでは，インプラント周囲炎の治療のみならず，インプラント周囲炎の治療を終えた患者さんの SPT も先生自ら行っていました．

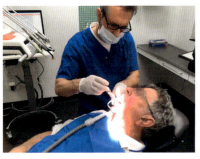

図10　インプラント周囲炎により保存できなくなったインプラントの除去
重度のインプラント周囲炎の多くは残念ながら除去されていた

図11　リムーバルキッドを使用して除去されたインプラント

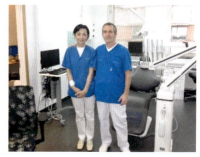

図12　Serino 先生の診療室で

Dr. Hirooka の アドバイス

インプラントを末永く維持するために……

　インプラント周囲病変は歯周炎と同様に，細菌性プラークによって引き起こされることを患者さんによく理解をしていただかなくてはなりません．病変を引き起こさないためには，インプラント治療が計画されたときから，SPT の必要性を伝えていきましょう！　また，SPT では，病変を早期にみつけて治療的な介入を行うことが大切です．

　インプラント治療は，患者さんの QOL を高める治療法です．SPT によって高いプラークコントロールレベルを維持させることで，インプラントを末永く維持できるように努めましょう．

Chapter 12

歯周病のリスクファクター

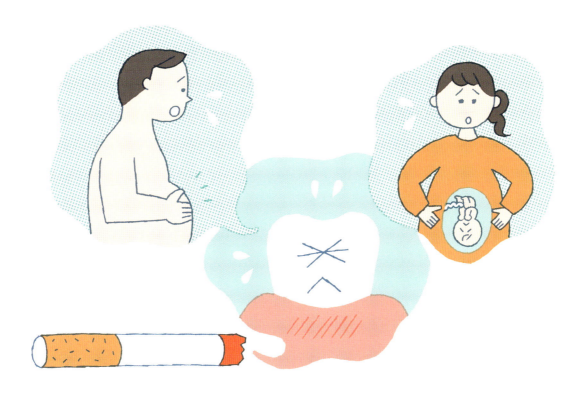

Q 歯周病のリスクファクターにはどのようなものがありますか？

A 歯周病のリスクファクターには，病原因子（プラーク中の細菌）・環境因子・宿主因子があり，環境因子としては喫煙が，宿主因子としては，糖尿病などの全身疾患が歯周病の増悪にかかわるとされています（図1）．

　また，近年では歯周病による局所の炎症が血液を介して全身疾患のリスクになるとされ，糖尿病，心血管疾患，早産・低体重児出産，リウマチ，呼吸器疾患などさまざまな全身疾患と歯周病との関連性が取りざたされています（**ペリオドンタルメディシン**，図2）．

　これらの歯周病のリスクファクターのうち，歯科衛生士の臨床と関連性が深いのが「喫煙」と「糖尿病」です．糖尿病については，医科と連携して対応していくことが必要ですが，禁煙支援は歯科衛生士が中心となって取り組んでいくことができます．

図1　歯周病のリスクファクター
（文献1より作成）

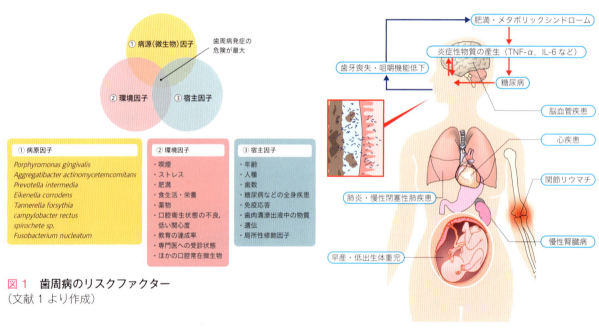

図2　歯周病と全身疾患との関連性
（文献2より作成）

歯周病のリスクファクター 12

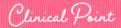

歯周病の最新分類と「喫煙」「糖尿病」の位置づけ

2017年，米国歯周病学会と欧州歯周病学会が中心になり，歯周病の新分類が発表されました．この分類では悪性腫瘍と同じように，歯周病をステージ（重症度・複雑性）とグレード（進行度）に分けて分類するようになりました．注目したいのは，歯周病の進行度を左右する修飾因子として，糖尿病と喫煙が盛りこまれたことです（表1）．つまり，この2つをコントロールすることが歯周病の進行抑制に欠かせないのです．

表1　歯周病のグレード分類[3,4]

グレード			グレードA	グレードB	グレードC
主要基準	直接的根拠	X線写真での骨吸収またはクリニカルアタッチメントロス	5年間で喪失なし	5年間で<2mm	5年間で≧2mm
	間接的根拠	骨吸収%/年齢	<0.25	0.25～1.0	>1.0
		表現型	多量のバイオフィルムがあるが組織破壊は少ない	バイオフィルムに応じた組織破壊	バイオフィルムの量から推測される程度を超えた組織破壊
修飾因子	リスクファクター	喫煙	非喫煙者	10本未満/日	10本以上/日
		糖尿病	正常血糖／糖尿病の診断なし	糖尿病 HbA1c<7.0%	糖尿病 HbA1c≧7.0%

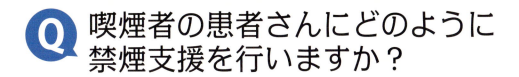

Q 喫煙者の患者さんにどのように禁煙支援を行いますか？

A 喫煙者では歯周治療をしても治療の予後がよくないことを説明して，禁煙を支援していきましょう！

喫煙者が歯周病を発症するリスクは，非喫煙者と比較すると高いといわれています．その原因は，**ニコチンの影響で血管が収縮し，細菌に対する防御力が低下すること**などが考えられています．また，血管の収縮によって腫脹しているかどうかが見た目にわかりにくく，プロービング時にも出血が少ないことから，**歯周病をみつけにくく，治りにくい場合があります**．さらに喫煙本数の多い喫煙者は歯周治療を行っても非喫煙者と比べて歯周ポケットが改善されず，予後が悪いことがわかっています．

153

歯周病患者さんへの禁煙支援

　歯周治療を行う患者さんが喫煙者であれば，治療開始以前から禁煙支援を行っていきましょう！　同じように歯周治療を行っても，喫煙者は非喫煙者と比べて治療の予後がよくありません．喫煙者の患者さんには，そのことを十分に説明し，なるべく禁煙できるようサポートしていきます（禁煙支援）．

　タバコの本数を減らす節煙は効果がなく，電子タバコや加熱式タバコも喫煙であることにはかわりません．また，患者さんは，1度禁煙できても再び喫煙を開始することがあります．いつでも再チャレンジできるよう継続して支援していきましょう．そのためには，来院時に必ず喫煙状態を確認する必要があります．嫌がられないように伝え方に注意し，励ましていくことが大切です．禁煙ができると，数カ月で歯肉の状態は変化していきます（図3）．実際に変化の様子を患者さんに説明して，禁煙の効果を知ってもらうことは再喫煙の防止につながります．

■ 喫煙者の歯周病患者さんへの禁煙支援 ■

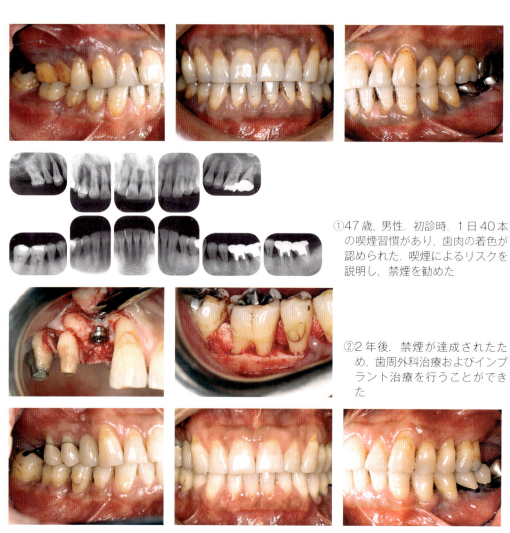

①47歳．男性．初診時．1日40本の喫煙習慣があり，歯肉の着色が認められた．喫煙によるリスクを説明し，禁煙を勧めた

②2年後．禁煙が達成されたため，歯周外科治療およびインプラント治療を行うことができた

③術後6年．禁煙が維持され，歯肉の着色も消失しつつある

歯周病のリスクファクター 12

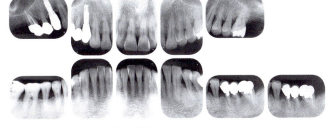

④術後6年のX線写真．歯周支持骨は安定し，インプラント周囲支持組織の喪失は認められない

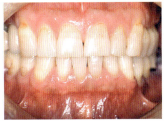

⑤術後10年．喫煙による歯肉の着色が消失している

図3　喫煙患者さんへの禁煙支援

Clinical Point　患者さんに喫煙の影響についてお伝えしたいこと

　患者さんには，ニコチンの作用により血管が収縮し，炎症が表に表れにくくなること，そのため歯周病が発見しにくくなることを伝えます．また，血管が狭くなることで血流が低下し，免疫機能が低下するため，歯周病が進行しやすく，せっかく治療しても治りにくくなることを説明しましょう．

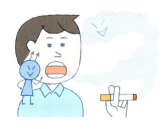

Mail from Sweden　禁煙支援は真剣勝負！

　イエテボリ大学歯周病科で働く歯科衛生士のLenaさん（p.57参照）の職場を見学していたときのこと．「これからスウェーデン語で集中して患者さんに説明するから，すこしの間ほかの部屋に移動してほしい」とお願いされました．そこを頼み込み，そばでじっと様子を見学させてもらいました．

　Lenaさんは，重度の歯周病でヘビースモーカーの患者さんに，プラークコントロールの重要性はもちろん，「喫煙がいかに歯周病に影響を与えるか」についてリーフレットを使いながら真剣に説明していました．その時間は約10分．「なんとかして禁煙させたい」という彼女の意気込みが感じられました．歯科衛生士が自分に対して親身になっていると感じると，患者さんも歯科衛生士の期待に応えたいと気持ちが動かされるのかもしれません．

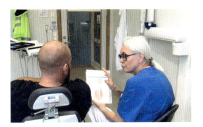

図4　Lenaさんの禁煙支援の様子
（患者さんに許諾を得て撮影）

表2 禁煙支援のステップ

1 喫煙の有無（喫煙歴を含む）の確認
2 禁煙への興味・関心があるかどうかの確認
3 患者さんごとの個別指導

Conversation 1　初診の場合

加藤さん，タバコは吸いますか？（**問診票を確認する**）

はい．

1日に何本くらい吸いますか？（**1日の本数を確認**）

うーん，1箱とちょっとですかね．

もう長いですか？

学生時代からですからね．長いですね．

（年齢から想定して）そうすると20年ぐらいですかね（**おおよその期間を確認．詰問にならないように注意**）．

タバコと歯の治療，なにか関係ありますか？

せっかく治療しても吸わない人と比べると歯周病の治りが悪くなってしまうんです（**なるべくリアクションは大きく**）．

そうなんですか……？

本当です．治療しても効果が少ないことがわかっています．でも，禁煙すると半年くらいで歯肉がきれいになりますよ．色がピンク色になるだけではなく，治療の成果も抜群によくなります（**希望をもってもらう**）．

仕事のストレスでなかなかやめられないんですよね．

……確かにやめるのは大変なことですよね（**受け止める**）．いままでにやめようと思ったことはありますか？（**禁煙に興味があるか確認**）

歯周病のリスクファクター 12

Conversation 2 　禁煙に興味があるが弱気になっている患者さんの場合

これから治療するのに効果がないなら，やめるしかないですかね……．でも，難しい気がします．

お気持ちがあれば大丈夫です．いまでは禁煙グッズもたくさんありますし，病院には禁煙外来もあります．これを機に挑戦してみてはいかがですか？（**禁煙支援**）

Conversation 3 　「禁煙はしたくないが治療の効果がないのは困る」と思っている患者さん

今まで何度か挑戦したけどだめです．できないと思います．でも，治療に効果がないのも困る……．一生懸命磨きますし，治療にも通う気持ちはあります．

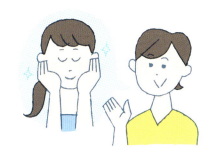

血管の中には，細菌と戦う成分がたくさん入っています．ところがタバコを吸うと，血管が収縮してしまって細菌と戦う力が発揮できなくなってしまいます．そのため，歯周病の治りが悪くなってしまいます．でも，禁煙することで，歯肉もきれいになって治りも断然よくなります．

本数を減らすのでは駄目ですか？

節煙に効果はありません．（女性の患者さんなら）禁煙することで肌も美しくなり，顔色もワントーン明るくなります．しみ，しわも減ります．見た目が5歳くらい若くなるそうですよ（**ソフトに禁煙のメリットを強調する**）．肺の病気の予防にもなります．

Conversation 4 　禁煙はしたくない，治療をするのだから喫煙しても影響はないと思っている

いままで歯を治療するのにそんなこと言われたことはないし，禁煙するぐらいなら死んだほうがましですよ．治療をするのだから，何もしないより効果はあるはずでしょ．タバコを吸って癌にならない人だっているしね．

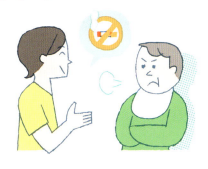

確かにタバコを吸っても癌にならない人もいますよね．でも，残念ながら，これから始まる歯周病の治療は時間がかかります．病気が進んでいる場合は本当に大変です．せっかく努力して治療をしてもタバコの影響で効果がでないのであれば，治療する意味がありません．そのくらい違いがでます．

157

私たちは，加藤さんの歯周病を治すために全力を尽くします．加藤さんも頑張りましょう！（**タバコを吸うことのデメリットを強調する**）

Mail from Sweden　スウェーデンの大学病院歯周病科の禁煙支援の考え方

「歯周病の治療のために禁煙は欠かせません」とMariaさん（p.18参照）は言います．

彼女が勤務する大学病院の歯周病科では，患者さんが喫煙者であれば，歯周治療開始前に喫煙の影響について説明します．そして，患者さんが，禁煙に興味を示せば，医科大にある禁煙外来に紹介するなどの禁煙支援を進めていきます．患者さんが禁煙できるようになれば，継続していけるように励まします．

患者さんのなかには，再び喫煙するようになる人もいます．そのときは，いつでも禁煙に再チャレンジできるようにすることが大切です．患者さんの意思を尊重し，禁煙を習慣化できるように手助けしましょう．

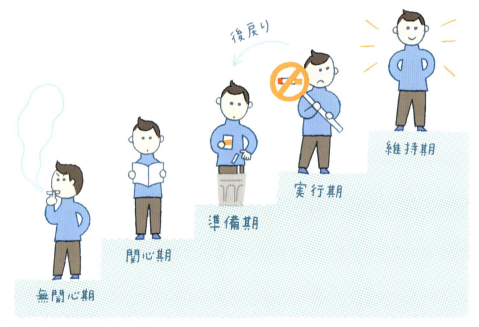

図5　禁煙指導のステップ[5)]
患者さんに情報を提供し，興味があれば禁煙を支援していく．禁煙に失敗しても再チャレンジできるようサポートする．最終目標は禁煙を継続させること

歯周病のリスクファクター 12

Q 糖尿病の患者さんに対する歯周治療はどのように行いますか？

A 糖尿病のコントロール状態を確認し，内科主治医とも相談のうえ進めていきましょう！

糖尿病の患者さんでは，Ⅰ型・Ⅱ型ともに歯周病の罹患リスクは2～3倍になるといわれています．糖尿病がコントロールをされている患者さんでは，歯周病のリスクは高いものの，十分注意してプラークコントロールを行えば，良好な状態を保つことが可能です．一方，コントロールがされていない糖尿病の患者さんでは，歯周治療後の治癒の状態も悪いといわれています．

糖尿病の患者さんに歯周治療を行う場合は，必ず糖尿病のコントロールがされているか確認し，コントロール状態が悪ければ内科の主治医と相談のうえ治療を進めることが必要です．コントロールがなされていれば，基本的には治療は問題なく行うことができ，かつその効果が期待できます．

■ 重度歯周病に罹患した糖尿病患者さんへの歯周治療 ■

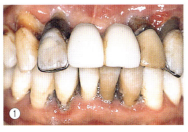
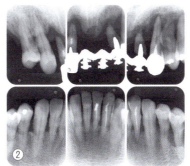
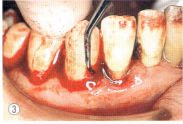
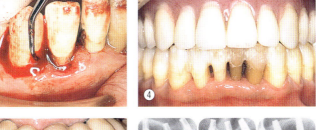
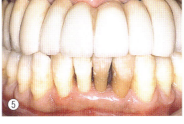
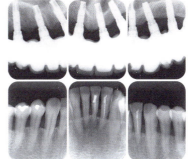

①初診時の口腔内写真．全顎的にプラークが付着し，発赤・腫脹が認められる
②同X線写真．前歯部に著しい骨吸収が確認できる
③上顎は残存歯を抜歯．下顎にSRPを行ったが出血が多く，歯肉の反応が悪かった．糖尿病の可能性が考えられたため，医科に紹介したところ，Ⅱ型糖尿病と診断された
④再評価時．上顎には義歯を装着した
⑤血糖値がコントロールされ，歯周病も治癒したため，患者さんの希望により上顎にインプラントを埋入．糖尿病がコントロールされていれば通常の歯周病と同様に治療を進めることができる．ただし，ハイリスクであるため，SPTを徹底する必要がある

図6　52歳，男性．糖尿病の患者さん

歯周病の患者さんでは妊娠・出産にリスクがあるというのは本当ですか？

 これから妊娠を考えている患者さんや妊婦さんが来院したら，歯周病についての情報提供をすることが大切です．

　妊娠中はつわりやホルモンの影響で歯肉炎になりやすく，口腔衛生を良好に保つことが必要です．妊娠中に歯周病に罹患すると，炎症性サイトカインが過剰に分泌されることで早産・低体重児出産のリスクが高くなるといわれています．妊娠中に炎症サイトカインの濃度が高くなると，出産開始の合図となり陣痛や子宮の収縮が起こると考えられています．そのため口腔内を清潔に保ち，口腔疾患があれば早めに治療介入をし，口腔を健康な状態に保つことが大切です．

Dr.Hirookaのアドバイス

リスクファクターのコントロールは歯科衛生士がキーパーソン！

　私たちが一番の目的としているのは，歯周病を治すことです．しかし，全身疾患や喫煙などの修飾因子があると治癒が難しくなるので，歯周治療の効果を高めるためにもそれらに対してもアプローチをすることが欠かせません．

　また，糖尿病のコントロールや禁煙支援は長い目でみた支援が必要となるため，日常的に患者さんと密にかかわる歯科衛生士がキーパーソンです．患者さんに正しい情報を伝えるためにも，全身疾患についての知識を得ることが大切です．

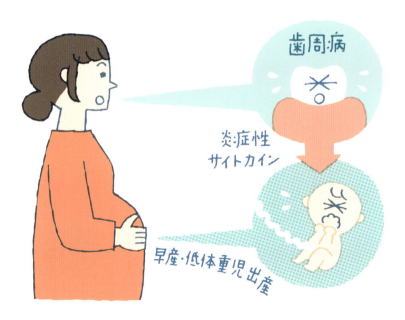

References

Chapter 3

1) Gabathuler H, Hassell T : A pressure-sensitive periodontal probe. *Helv Odontol Acta*, **15** (2) : 114-117, 1971.
2) Magnusson I, Lindhe J, Yoneyama T, Liljenberg B : Recolonization of a subgingival microbiota following scaling in deep pockets. *J Clin Periodontol*, **11** (3) : 193-207, 1984.
3) Lindhe J : Textbook of Clinical Periodontology. 1st ed., Munksgaard, Copenhagen, 1985.

Chapter 4

1) Rateitschak KH, Rateitschak EM : Color Atlas of Dental Medicine : Periodontology 3rd edition. Thieme Publishing Group, 1989.
2) Abrahamsson K : Dental fear and oral health behavior. Studies on psychological and psychosocial factors. University of Gothenburg, 2003.

Chapter 5

1) Badersten A, Nilvéus R, Egelberg J : Effect of nonsurgical periodontal therapy. I. Moderately advanced periodontitis. *J Clin Periodontol*. **8** (1) : 57-72, 1981.

Chapter 6

1) Magnusson I, Lindhe J, Yoneyama T, et al. : Recolonization of a subgingival microbiota following scaling in deep pockets. *J Clin Periodontol*, **11** (3) : 193-207, 1984.
2) Lindhe J, Lang N, Karring T : Clinical Periodontology and Implant Dentistry, 2 Volume Set, 5th Edition. Wiley-Blackwell, 2008.

Chapter 8

1) Waerhaug J : Healing of the dento-epithelial junction following subgingival plaque control. Ⅱ : As observed on extracted teeth. *J Periodontol*, **49** (3) : 119-134, 1978.
2) Nordland P, Garrett S, Kiger R, et al. : The effect of plaque control and root debridement in molar teeth. *J Clin Periodontol*, **14** (4) : 231-236, 1987.
3) Nyman S, Lindhe J, Rosling B : Periodontal surgery in plaque-infected dentitions. *J Clin Periodontol*, **4** (4) : 240-249, 1997.

Chapter 9

1) Becker W, Becker BE, Berg LE : Periodontal treatment without maintenance. A retrospective study in 44 patients. *J Periodontol*, **55** (9) : 505-509, 1984.
2) Axelsson P, Lindhe J : Effect of controlled oral hygiene procedures on caries and periodontal disease in adults. Results after 6 years. *J Clin Periodontol*, **8** (3) : 239-248, 1981.
3) Lindhe J, Westfelt E, Nyman S et al. : Healing following surgical/non-surgical treatment of periodontal disease. A clinical study. *J Clin Periodontol*, **9** (2) : 115-128, 1982.
4) Ramfjord SP, Caffesse RG, Morrison EC et al. : 4 modalities of periodontal treatment compared over 5 years. *J Clin Periodontol*, **14** (8) : 445-452, 1987.

Chapter 10

1) Berglundh T, Lindhe J, Ericsson I, et al. : Soft tissue reactions to de novo plaque formation at implants and teeth. An experimental study in the dog. *Clin Oral Implants Res*, **3** : 1-8, 1992.
2) Ericsson I, Berglundh T, Marinello CP, et al. : Long-standing plaque and gingivitis at implants and teeth in the dog. *Clin Oral Implants Res*. **3** : 99-103, 1992.
3) Berglundh T, Armitage G, Araujo MG : Peri-implant diseases and conditions : Consensus report of workgroup 4 of the 2017 world workshop on the classification of periodontal and peri-implant diseases and conditions. *J Periodontol*, **89** (Suppl 1) : 313-318, 2018.
4) Renvert S, Hirooka H, Polyzois I, et al. : Peri-Implant Diseases Project Workshop. Diagnosis and non-surgical treatment of peri-implant diseases and maintenance care of patients with dental implants.Consensus report of working group 3.
5) Hirooka H, Renvert S : Diagnosis of Periimplant Disease. *IMPLANT DENTISTRY*, **28** (2) : 144-149, 2019.
6) Etter TH, Hakanson I, Lang NP, et al. : Healing after standardized clinical probing of the perlimplant soft tissue seal : a histomorphometric study in dogs. *Clin Oral Implants Res*, **13** (6) : 571-580, 2002.
7) Kumar PS : Systemic Risk Factors for the Development of Periimplant Diseases. *Implant Dent*, **28** (2) : 115-119, 2019.
8) Serino G, Hultin K : Periimplant Disease and Prosthetic Risk Indicators : A Literature Review. *Implant Dent*, **28** (2) : 125-137, 2019.
9) Casado PL, Aguiar T, Fernandes Pinheiro MP et al. : Smoking as a Risk Factor for the Development of Periimplant Diseases. *Implant Dent*, **28** (2) : 120-124, 2019.
10) Fransson C, Wennstrom J, Berglundh T : Clinical characteristics at implants with a history of progressive bone loss. *Clin Oral Implants Res*, **19** (2) : 142-147,2008.
11) Renvert S, Giovannoli J-L 著, 山本松男, 弘岡秀明, 和泉雄一 監訳：Peri-implantitis. インプラント周囲炎. クインテッセンス出版, 東京, 2013.
12) Serino G, Turri A, Lang NP : Maintenance therapy in patients following the surgical treatment of peri-implantitis : a 5-year follow-up study. *Clin Oral Implants Res*, **26** (8) : 950-956, 2015.
13) Luterbacher S, Mayfield L, Bragger U, et al. : Diagnostic characteristics of clinical and microbiological tests for

monitoring periodontal and peri-implant mucosal tissue conditions during supportive periodontal therapy (SPT). *Clin Oral Implants Res*, **11** (6)：521-529, 2000.
14) Renvert S, Samuelsson E, Lindahl C, et al.：Mechanical non-surgical treatment of peri-implantitis：a double-blind randomized longitudinal clinical study. I：clinical results. *J Clin Periodontol*, **36** (7)：604-609, 2009.

Chapter 11

1) Costa FO, Takenaka-Martinez S, Cota LO, et al.：Peri-implant disease in subjects with and without preventive maintenance：a 5-year follow-up. *J Clin Periodontol*, **39** (2)：173-181, 2012.

Chapter 12

1) 沼部幸博・和泉雄一：デンタルハイジーン別冊　歯科衛生士のためのペリオドンタルメディシン　全身の健康と歯周病とのかかわり．医歯薬出版，2009．
2) 特定非営利活動法人日本臨床歯周病学会：歯周病と全身疾患　最新エビデンスに基づくコンセンサス．デンタルダイヤモンド，東京，2017．
3) Berglundh T, Armitage G, Araujo M, et al.：Peri-implant diseases and conditions: Consensus report of workgroup 4 of the 2017 World Workshop on the Classification of Periodontal and Peri-Implant Diseases and Conditions. *J Clin Periodontol*, **45** (Suppl 20)：S286-S291, 2018.
4) 杉田龍士郎：歯周・インプラント周囲病変に対する世界標準の定義・診断基準の成立へ．https://www.whitecross.co.jp/articles/view/1036/0
5) Bergstrom J, Eliasson S, Dock J：A 10-year prospective study of tobacco smoking and peri- odontal health. *J Periodontol*, **71** (8)：138-1347, 2000.

Index

い
一次予防　114
インスツルメント　78
インプラント　146
インプラント周囲炎　127
インプラント周囲粘膜　146
インプラント周囲粘膜炎　127
インプラント周囲病変の定義　129

う
ウィドマン改良フラップ手術　107

え
エアスケーラー　79
エアフロー　137
エアロゾル　83
エムドゲイン療法　104

お
オーバーインスツルメンテーション　89
オーバーハング　90
オープンクエスチョン　24

か
環境因子　152

き
禁煙支援　153

く
グレーシーキュレット　80
クローズドクエスチョン　24

こ
口腔内写真　28, 32
骨形成　104

根分岐部　42, 98
根分岐部病変　42, 98, 103
根分岐部病変の分類　42

さ
細菌検査　45
細菌性プラーク　14
再建療法　139

し
歯間ブラシ　58, 59
歯周炎　14
歯周外科治療　102
歯周組織再生療法　104
歯周病検査　28
歯周病のリスクファクター　152
歯周ポケット　50
執筆状変法　80
歯内-歯周病変　39
歯肉炎　14
歯肉溝　50
歯肉退縮　45, 89
歯肉辺縁からの出血　40
歯肉弁根尖側移動術　107
シャープニング　84
宿主因子　152
術後管理　110
手用歯ブラシ　58
上部構造　146
シングルタフテッドブラシ　60

す
スケーリング　77

せ
切除療法　139

Index

そ
早産・低体重児出産　160

ち
知覚過敏　89

超音波スケーラー　79

て
デンタルIQ　51
デンタルX線写真　28
デンタルバイオフィルム　14
デンタルフロス　58
電動歯ブラシ　56, 60

と
糖尿病　159
動揺度　43

に
二次予防　114

は
歯磨き圧　56

ひ
ピエゾ（電歪）型　79
病原因子　152

ふ
ファーケーションプローブ　42
プラークスコア　44
ブラッシング指導　54
プロービング　34, 37
プローブ　37

へ
ペリオドンタルチャート　29
ペリオドンタルメディシン　152

ほ
ポケット底部からの出血　40

ま
マグネット（磁歪）型　79

も
モチベーション　48
モディファイドペングリップ　80

ゆ
ユニバーサルキュレット　81

り
リグロス　104

る
ルートデブライドメント　77
ルートプレーニング　77

欧文
Apically Repositioned Flap　107
Bleeding on Probing　34, 40
BOP　34, 40
GTR法　104
Modified Widman Flap　107
Reconstructive therapy　139
Resective therapy　139
SPT　114
SRP　76
Supportive Periodontal Therapy　114

著者・監修者略歴

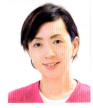

撮影：中島繁樹
（デンタリズム）

加藤 典 *Nori Kato, RDH* 歯科衛生士

1982 年	大宮歯科衛生士学院（現，大宮歯科衛生士専門学校）卒業
1982 年	一般開業医勤務
1997 年	スウェーデンデンタルセンター勤務

日本歯周病学会認定歯科衛生士
日本臨床歯周病学会認定歯科衛生士

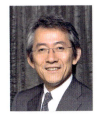

弘岡秀明 *Hideaki Hirooka, LDS, Odont. Lic.* 歯科医師

1978 年	九州歯科大学卒業
1980 年	弘岡歯科医院 開設（千葉市）
1988 年	イエテボリ大学歯学部歯周科留学，リサーチフェロー
1990 年	チューリッヒ大学歯学部補綴科留学
1991 年	イエテボリ大学歯学部歯周科大学院修了，Certificate in Clinical Periodontology 取得，同大学院クリニカルスタッフ
1993 年	イエテボリ大学 Odont. Licentiate 授受，帰国
1996 年	スウェーデンデンタルセンター（弘岡歯科医院）移転開設（東京都千代田区）
1999 年～2000 年	新潟大学歯学部保存学第二講座非常勤講師
2010 年～2016 年	東京医科歯科大学大学院医歯学総合研究科歯周病学分野非常勤講師
2012 年～2014 年	東北大学大学院歯学研究科咬合機能再建学分野臨床教授
2014 年～2016 年	東北大学大学院歯学研究科口腔システム補綴学分野臨床教授
2016 年～	東北大学大学院歯学研究科口腔システム補綴学分野非常勤講師

弘岡秀明歯周病学コース主宰
日本歯周病学会歯周病専門医・指導医
日本臨床歯周病学会認定医・指導医・インプラント指導医

〒101-0011　東京都千代田区内幸町 2-2-3　日比谷国際ビル 3 階
医療法人社団北欧会　弘岡歯科医院（スウェーデンデンタルセンター）
Tel 03-3503-4188，Fax 03-3503-4189，HP : http://www.swedentc.com

＊本書内の所属・肩書きはすべて発行当時のものです．

Acknowledgements

これまで私をサポートしてくださった以下の方々に，心より感謝を申し上げます．

Maria Johansson Paquiet, Lena Krok, Åsa Leonhardt, Elisabeth Westfelt, Olivir Carcuac, Anna Bogren, Pia Jonasson, Yukari H. Noda, Maquie Eklund, Tomas Hammargren, Anna-Lena Larnemo, Ingemar Abrahamsson, Kajsa Abrahamsson, Giovanni Serino, Kate Bülow, Christine Husby, Gunilla Koch, Agneta Wallen, Helena Wincentson, Ann-Marie Ericsson, Björn Cassel, Annika Bertini, Leif G. Persson, Lena Radhammar, Eva Simonsson, Giuseppe Cardaropoli, Agneta Robertson, Christer Fransson, Angela Wennström

スウェーデンの歯科衛生士から学ぶ！
歯科衛生士のためのベーシックペリオ講座＋
インプラント　　　　　　　　ISBN978-4-263-42266-3

2019年6月10日　第1版第1刷発行
2023年7月20日　第1版第2刷発行

著　　者　加　藤　　　典
監修者　弘　岡　秀　明
発　行　者　白　石　泰　夫
発行所　医歯薬出版株式会社

〒113-8612 東京都文京区本駒込1-7-10
TEL. (03)5395-7638(編集)・7630(販売)
FAX. (03)5395-7639(編集)・7633(販売)
https://www.ishiyaku.co.jp/
郵便振替番号　00190-5-13816

乱丁，落丁の際はお取り替えいたします　　印刷・三報社印刷／製本・榎本製本
ⓒ Ishiyaku Publishers, Inc., 2019. Printed in Japan

本書の複製権・翻訳権・翻案権・上映権・譲渡権・貸与権・公衆送信権（送信可能化権を含む）・口述権は，医歯薬出版(株)が保有します．
本書を無断で複製する行為（コピー，スキャン，デジタルデータ化など）は，「私的使用のための複製」などの著作権法上の限られた例外を除き禁じられています．また私的使用に該当する場合であっても，請負業者等の第三者に依頼し上記の行為を行うことは違法となります．

JCOPY ＜出版者著作権管理機構　委託出版物＞
本書をコピーやスキャン等により複製される場合は，そのつど事前に出版者著作権管理機構(電話03-5244-5088，FAX 03-5244-5089，e-mail:info@jcopy.or.jp)の許諾を得てください．

The Scandinavian Approach in Periodontics

Dr.弘岡に訊く臨床的ペリオ講座

スカンジナビアンアプローチの実践

弘岡秀明 編著

Stefan Renvert・中原達郎・加藤 典 著

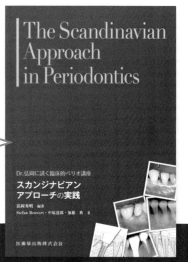

"1つの疑問に対し，関連するエビデンスで答える"というシンプルな形式で，必ず押さえておきたい歯周治療の根拠が明確に学べます！

30年にわたるスカンジナビアンペリオの集大成が一冊に！

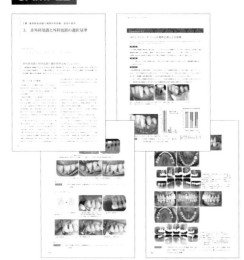

SAMPLE

【序文より】
　スカンジナビアの歯周治療学は，臨床上の試行錯誤によるのではなく，科学的根拠に基づいた概念とアプローチを本格的に受け入れた学問体系として発展してきました．
　Lindhe教授の下で学んだ「スカンジナビアンアプローチ」を30年近く日本の診療室で忠実に実践してきて，この治療概念はエビデンスに基づいた真に患者主体のものであると確信しています．

① ロングセラー『Dr. 弘岡に訊く臨床的ペリオ講座1・2』が最新文献を交えて大幅リニューアル！
② 各章に設けられた「症例解説」では実際の手技や症例の長期経過を詳説．
③ エビデンスと実臨床の架け橋となる一冊です！

■A4判/416頁　■定価 16,500円
（本体 15,000円＋税 10%）
注文コード：446450
ISBN：978-4-263-44645-4

医歯薬出版株式会社
〒113-8612 東京都文京区本駒込1-7-10
TEL03-5395-7630　FAX03-5395-7633　https://www.ishiyaku.co.jp/